《是真的吗·常见病认知误区》丛书

名医正解
消化性溃疡与胃炎

李增烈　著

U0352633

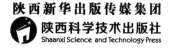

陕西新华出版传媒集团

陕西科学技术出版社

Shaanxi Science and Technology Press

图书在版编目（CIP）数据

名医正解消化性溃疡与胃炎 / 李增烈著 . — 西安：
陕西科学技术出版社 , 2019.5
　　（是真的吗·常见病认知误区）
　　ISBN 978-7-5369-7404-3

　　Ⅰ . ①名… Ⅱ . ①李… Ⅲ . ①消化性溃疡−防治
Ⅳ . ① R573.1

中国版本图书馆 CIP 数据核字 (2018) 第 262122 号

名医正解消化性溃疡与胃炎

李增烈　著

策　　划　宋宇虎

责任编辑　孙雨来

封面设计　曾　珂

出 版 者　陕西新华出版传媒集团　陕西科学技术出版社
　　　　　西安市曲江新区登高路1388号陕西新华出版传媒产业大厦B座
　　　　　电话（029）81205187　传真（029）81205155　邮编710061
　　　　　http://www.snstp.com

发 行 者　陕西新华出版传媒集团　陕西科学技术出版社
　　　　　电话（029）81205180　81206809

印　　刷　陕西思维印务有限公司

规　　格　787mm×1092mm　16开本

印　　张　7

字　　数　78千字

版　　次　2019 年 5 月第 1 版
　　　　　2019 年 5 月第 1 次印刷

书　　号　ISBN 978-7-5369-7404-3

定　　价　29.80元

作 者 简 介

李增烈，湖南长沙人，内科主任医师，国内著名消化病专家。1958年毕业于北京医学院(现北京大学医学部)医学系，澳大利亚悉尼大学医学硕士。曾任陕西省人民医院大内科主任兼消化科主任、中华消化内镜学会常委、陕西省内镜学会主委及消化学会副主委、悉尼大学内科客座教授。1991年起享受国务院特殊津贴，系陕西省 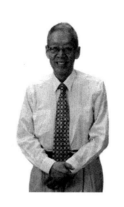 有突出贡献专家。曾多次出国进行学术交流与讲学。

1983起从事医学科普写作，在北京、上海、武汉、广州等地报刊上发表作品400余篇，出版医学科普著作5部(《拨打消化健康热线》《日常用药良策》《就诊导医台》《胃肠病防治与保健444问》《消化病专家细说消化病丛书》)。作品文笔生动活泼、实用性强，深受广大读者欢迎。

前　言

生病是生活中难免的事，人们病了都希望速诊、速治、速愈，但要达到这个愿望，却不简单！

诊、治、愈三者既密切联系又相互影响。由于多种原因，人们对其中某些细节存在一些误解，甚至错误的看法，有的还"流传甚广，误以为真"，上述种种对诊、治、愈的危害不言自明！

错误的观点要指出，正确的认知要宣扬。笔者希望从科学出发，以通俗的语言指出其"误"所在，更以诚恳、热情的态度引向其"正"，乃是编写本书的初衷。

本书所提的这些"认知误区"看似"五花八门"，并非凭空杜撰，乃是笔者多年临床工作中的"所见所闻"；而"正解与忠告"的内容，更是笔者在诊疗工作中有针对性反复对患者讲述的。因为来自实际生活，相信对广大读者在力求"三速"的过程中会有所帮助！

李增烈

于陕西省人民医院消化科

2018 年 7 月

目　录

知识方面的误区

检查方面的误区

治疗方面的误区

知识方面的误区

ZHISHI FANGMIAN DE WUQU

1. 非萎缩性胃炎是一种新胃炎

❓ 认知误区

原本胃镜报告上常见的浅表性胃炎、出血性胃炎、糜烂性胃炎现在少见了，出现了一种新的胃炎——慢性非萎缩性胃炎，莫非是病情向坏方向发展了？

正解与忠告

请放心！只是疾病名称变了，病情并没变。

最近医学界对慢性胃炎的胃镜诊断名称作了一些调整：把以往各种冠名的慢性胃炎统一分为：萎缩性与非萎缩性两大类，二者的区分要点在于病理改变有无胃腺体萎缩。

根据分布部位的不同，胃腺分为：贲门腺、胃底腺与幽门腺，这些腺体不但是黏膜主要构成者，更是胃生理功能——分泌、消化与协调的重要实施者。过去那些冠名的慢性胃炎,虽然病变略有差别，但基本改变相同，都是发生在黏膜表层的炎症，没有或只有很轻的胃腺体萎缩，故可合并为一，统称为慢性非萎缩性胃炎。

其次，这种分类突出了重点——胃腺体萎缩病变的追踪观察，因为腺体的萎缩性改变与胃癌有联系，可提醒医生与患者，应该密切追踪观察。

其三，这些浅表性改变，是可以互相变化，如第一次是糜烂性，复查却成了出血性。不同疾病名称常使患者疑虑重重，或怀疑病情恶化，或以为医生没看准。这样一改，可以打消一些患者的不必要的顾虑，科学的解释会使患者更易接受。

2.慢性胃炎和消化不良就是一回事

❓ 认知误区

胃镜检查完，报告单上的诊断为慢性胃炎，患者拿着报告去门诊看病开药，门诊医生说是消化不良。换了个地方怎么诊断就变了？一种病成了两种病？

正解与忠告

慢性胃炎是病理诊断的名称，指明胃黏膜有慢性炎症，胃黏膜的病理切片上发现有中性粒细胞（白细胞）或淋巴细胞浸润。

消化不良是一种临床诊断，是根据患者陈述作出的。拉丁文原意是"懒惰胃"，就是胃偷懒不工作了，常有餐后饱胀、嗳气、恶心、呕吐、轻微疼痛、反酸烧心等症状。

没有做过胃镜，可以初步诊断消化不良，但胃镜报告上不应该出现消化不良的诊断。两者出发角度不同，虽各说各的事，却关系密切，就像可以说您是中国人，同时您也是一位企业家；但您是一位企业家，不一定就是中国人，道理亦然。

除了胃本身原因外，其他疾病也可以引起胃炎，如甲状腺机能亢进、结缔组织病甚至艾滋病等。而消化不良最常见的原因，除了慢性胃炎外就更多了：肝炎、肝硬化、几乎所有的肿瘤性疾病、糖尿病等，都有消化不良，甚至是作为这些病的首发症状。

　　两者表述的可能是同一回事，"我中有你，你中有我"；也可能各是各的事，不做具体分析，但硬在两者之间画等号，有时会犯"大错误"，例如将消化道肿瘤消化不良的表现说成是胃炎，那就麻烦了。

误 3. 酸性反流、碱性反流就是一回事

? 认知误区

　　都是反流，无非反流物酸碱性不同，结果一样，都会造成胃肠道炎症。

A+ 正解与忠告

　　酸碱二字失之毫厘，差之千里！

　　胃—食管反流：反流方向是从胃到食管，跨过食管下括约肌这道闸门，反流内容物是酸性胃液、胃蛋白酶，故称酸反流。因为食管黏膜不耐酸，反流液造成黏膜损害，于是发生反流性食管炎。

　　发生酸性反流的因素有：食管下括约肌松弛、胃的逆蠕动增强、正向蠕动减弱、幽门发生梗阻等等，在这些因素单独或综合作用下，酸性胃液不停地被推向食管，而食管又无力将酸性反流液推回原处。

　　对比一看就很清楚：

　　十二指肠—胃反流：反流方向是从十二指肠到胃，越过幽门括约肌这道闸门，反流内容物是碱性的十二指肠液、胆汁及胰、肠腺消化酶类，故称碱性反流。胃黏膜不能受耐碱性刺激，受损害的后

果便是胆汁反流性胃炎。

发生碱性反流的因素有：幽门关闭不全、十二指肠逆向蠕动增强、各种原因引起的十二指肠梗阻等，因为胆系疾病造成胆汁成分质和量以及排空的异常，造成胆汁泛滥，则是主因。

有时候两种反流同时发生，对食管的损害就会更重！

治疗反流性疾病，首先要区分是哪一种反流，然后找出产生反流的病因，针对性加以治疗。

(误) 4. 看见上消化道出血，无法判断出了多少血

? 认知误区

胃病患者吐血/便血，就"手忙脚乱"了，搞不清到底出了多少血，危险性有多大。关心的人不少，各说各的"危险性"，患者更"晕头转向"了。

A+ 正解 与 忠告

上消化道出血有两个"第一"：一个"第一"是溃疡病和肝硬化的并发症，另一个是两者的"第一"死亡原因。这种出血变化多端，应该引起高度警惕！

出血患者在急诊送医前，对其出血量可以有个初步判断，以便做到心中有数，不至于过度慌乱：

• 只有大便隐血试验阳性（＋），大便颜色没有明显变化：提示每日出血量 <5mL；

- 大便呈柏油样，出血量 50~100mL；

- 出现呕血，胃内出血量 >250mL；

- 出现大汗淋漓、皮肤湿冷、血压下降、脉搏加快、少尿或无尿等休克症状，提示短期内出血量 >1000mL。一般出血量 <400mL，不会出现休克症状。

但上消化道出血的病情往往变化莫测，迅速送医为妥！

误 5. 疣状胃炎肯定是瘊子长到胃里了

? 认知误区

疣就是老百姓通常称呼的"瘊子"，出在皮肤上，小小圆圆的，不痛不痒，没大关系，可瘊子（疣）长到胃里了，想起来都够难看的，是不是还会……令人害怕。

A+ 正解与忠告

疣状胃炎是慢性胃炎的一种，病理上并无特殊，属于浅表性炎症，所以是非萎缩性胃炎的一种类型。临床症状与一般慢性胃炎无明显不同。胃镜下看见黏膜上有一些很小的圆形突起，顶上常有凹陷，多数直径不超过 1mm，也称为豆疮样胃炎。

有学者认为疣状胃炎的幽门螺杆菌感染率较高，也有人认为应注意癌变，建议定期复查。

治疗多推荐用胶体铋制剂，经过治疗大部分患者病变可望消失。

6. 凭症状就可做出慢性胃炎的诊断，没错

认知误区

流鼻涕、喉咙痛、发烧……不用看医生，感冒了；吃坏东西，肚子疼、拉稀，肯定是肠炎了；消化不良，饭后饱胀，没吃几口就饱……就是慢性胃炎了；看大夫、作胃镜就是那么回事，没有必要。

正解与忠告

此话差矣！危害不小！

且不说胃炎是个病理诊断名词，要有病理资料证明；就是降低诊断标准，起码也得通过胃镜看，才算是眼见为实吧！你说："老李脸肿了。"他朋友一定会问："啥时候肿的？你见了？"道理就是这么简单。

刚才列举的那些，确实是慢性胃炎的常见症状。慢性胃炎也确是形成这些症状的"第一原因"。但问题是，这些症状并非慢性胃炎所特有，许多疾病，也有这些症状中的一项或几项，这些疾病主要包括：各种慢性肝炎、肝硬化早期、胰腺癌或慢性胰腺炎、消化道甚至其他部位的癌症早期、慢性肾脏病、吸收不良综合征、糖尿病、甲状腺机能减退，以及肠道寄生虫病等等。

所以在未排除其他病变前，仅仅根据这些症状就诊断慢性胃炎，起码是不准确的，甚至是危险的。将这些容易混淆的病分类看，您就会明白，有些病延误了诊断，也许关系不大，但有一些病错过了最佳治疗时机，将会危及生命！临床上这些痛心事情，实在并非罕

见！

如果有朋友对您说："先按胃炎治治再说嘛，不行了，以后再查也不晚嘛！"请问：

您能接受这个"好心"的建议吗？

误 7. 慢性胃炎会遗传

? 认知误区

听说溃疡病、胃癌有遗传倾向，想必慢性胃炎也会遗传吧？

正解与忠告

慢性胃炎是一种多因病，病因五花八门，涉及人与环境的方方面面。本书有专门章节介绍。

初步分析这些原因，绝大多数与生活因素，诸如药物、毒物、放射性食物（种类、温度与精细粗糙、软硬度），以及其他疾病等有关。孩子们或家庭成员如果出现某些相同的胃病症状，不要忽略家庭或学校生活因素，例如烹调、就餐习惯的影响，显然这都不是遗传因素，所以不必过于操心！搞清楚病因，努力避免就是了。

少数的几种慢性胃炎，如"B型胃炎"、胃黏膜肥厚症（肥厚性胃炎）有一定的遗传倾向，但并非人人都会发病。至于幽门螺杆菌感染引起的胃炎，显然是一种生活病，属于感染，不在遗传范围之内，可参考本书有关章节。

(误) 8. 没有胆系疾病，不会出现胆汁反流性胃炎

 认知误区

顾名思义，胆汁反流性胃炎与胆系有关，从来没有胆系疾病，不可能有胆汁反流性胃炎。

正解与忠告

大部分胆汁反流性胃炎，确实都存在胆系疾病，包括胆囊炎、胆结石、胆囊息肉、胆系畸形，甚至胆汁成分异常……其中一些患者有胆系疾病相应的临床症状；也有的患者完全没有任何胆系疾病症状，而是在健康检查（B 超）发现胆系疾病的；也有因其他原因作胃镜时先发现胆汁反流性胃炎，追踪出来有胆系疾病。

形成胆汁反流的原因固然与胆系运动功能失调，或胆汁性质发生改变关系密切。但胆汁从十二指肠反流到胃，必须越过"闸门"——幽门括约肌。如果"闸门"出了问题，如十二指肠溃疡瘢痕、畸形，十二指肠息肉、重度炎症水肿等，造成"门禁不严"，给胆汁有空子可钻。又如胃病手术，连"闸门"都给切没了，胆汁更可毫无阻拦、长驱直入胃了。因为十二指肠或肠道内各种病变造成梗阻，胃内压力过高，或出现逆向蠕动，也可迫使胆汁逆流入胃。可见胆汁反流的出现除胆系疾病外，还可能有多种原因。

胆汁反流给身体发出了一个信号：快去检查相关部位是否出了毛病！

9.得了萎缩性胃炎等于判了"死缓"

❓认知误区

医生们经常警告患者："萎缩性胃炎可能癌变。"既然迟早会有这一天，不就是判了"死缓"吗？只是今天还没执行罢了，叫人悲观叫人愁！出路在哪里啊？

A⁺ 正解与忠告

即便是判了"死缓"，还有改判、减刑甚至误判释放的可能，何况萎缩性胃炎并不是"死缓"。

萎缩性胃炎有可能发展成为胃癌，这是事实。多数医生认为 10 年内癌变率 <5%，较非萎缩性胃炎只高 1.5 倍，说明癌变率不高，更非 100% 都会癌变。

其次，萎缩性胃炎癌变，都要经过一个从量变到质变的过程，这个过程并非由萎缩开始，而是从不典型增生这关键一步开始。由不典型增生轻度——中度——重度——早期癌，发展很慢，从数月到数年，因此我们有充分的时间来追踪，了解动态，及时发现早期癌变。

再次，不典型增生的程度并非"只进不退"一直到癌变。不少病例可以长期稳定在某一阶段，一些中、轻度病例经过合理治疗级别可以降低，甚至病变消失。现在已经确认，根治幽门螺杆菌就是遏制病变进展的重要措施之一。

再者，通过定期胃镜活检，早期癌变完全可查出来，只要不拒绝检查。

对待萎缩性胃炎，特别是出现了不典型增生时，正确的态度应该是：

承认可能，不背包袱，定期检查，科学治疗。

（误）10. 能吃能喝哪能有胃病

？认知误区

40 多年前，一位患者理直气壮挑战笔者，当时我是他的主管大夫，"李大夫，你一顿吃几碗米饭？"答复是"一碗半"，"我是你的 3 倍，你能不能喝酒？"答复是"不能"，他更为自信地说："我每天白干 3 两，已经十几年了，能吃能喝，不可能有胃病！"事实上……胃镜治检已确诊他是胃癌。

在临床工作中，也不时遇到这样"自信"的患者。

A+ 正解与忠告

诚然，大多数胃病患者会有不同的症状，包括腹痛、腹胀、吐酸水、食欲下降……这虽然是痛苦的事，从另一角度看，却又是不幸中的幸事，因为症状是"警报"，能提醒、催促你去检查，绝大部分患者都会得到确诊。拉警报，可以极大地避免空袭造成的损失。

临床上也有一些病例没有症状而被检查确诊的，如肾炎、糖尿病、高血压、心脏病等，就像没拉警报并不等于没有空袭；没有症状，不能否定科学的诊断；能吃能喝，更非否定病理确诊胃癌的依据。

胃病时是否影响吃喝，由多方面的因素决定：病变部位、病理特点、病程早晚、患者敏感程度、年龄甚至性别……都有影响，人与人的差异很大，以"能吃能喝"作为判断病情的唯一指标，显然是片面和不安全的。医生会告诉您，早期胃癌就可以完全没有症状；胃底部癌对吃喝的影响，远不如胃窦部癌显著。

看病，要尊重科学，相信科学，不能凭感觉办事！

致残、致命的地雷，往往是不冒烟的！

误 11. 胃溃疡一定会癌变

? 认知误区

听说胃溃疡会癌变，外科手术切除溃疡不就彻底解决问题了吗？免得提心吊胆。

A+ 正解与忠告

胃溃疡是否可癌变，医学界还有不同的看法：

一种看法认为胃溃疡和胃癌是两回事，说癌变的溃疡其实本来就不是溃疡而是癌，不过当时是一种比较早期的溃疡型癌。由于诊断经验和水平的限制，如不认识，活检部位不对，或标本数量、质量不符合要求而做出溃疡的错误诊断。

另一些学者认为，原来确实是良性胃溃疡，因为溃疡周围黏膜由于胃液（及幽门螺杆菌？）不断的刺激发生炎症、糜烂，反复破坏、再生的结果，出现萎缩性胃炎到重度不典型增生而癌变，而且从病理上已经观察到这种连续发展的过程。癌变的发生率占胃溃疡的 1%~4%。癌变多见于病程较长的溃疡，也支持此说。

笔者以为应该承认，胃溃疡确有癌变的可能，这样不至于丧失警惕性；另一方面胃溃疡癌变率不高，也不必过度紧张，贸然采取外科手术，无一利而有"多害"，因为手术后胃的癌变率更高。

胃溃疡的准确首诊十分重要。即便是有经验的胃镜医生，鉴别胃溃疡和胃癌有时候也会感困难。提高活检质量就成为鉴别的关键，首诊的胃溃疡，活检不可或缺。系统治疗结束与长期随访中，也应该争取胃镜复查，才可能及早发现问题，及时处理。

十二指肠溃疡极少发生癌变。

㊌ 12. 老年人与成年人的溃疡病并无不同

❓ 认 知 误 区

65 岁以上老年人和成年人的溃疡病并无两样，无非都是腹痛、反酸、烧心、恶心之类，没有什么特殊之处，治疗也是一样。

📄 正解 与 忠告

我国社会已经进入老年社会，家家户户都有老人，今天的"青丝群"就是明天的"银发族"，自然规律谁也改变不了。

老年人的溃疡病并非一般溃疡病的老年版，因为生理条件的显著变化，使得老年人的溃疡病有许多方面不同于一般溃疡病，其特点可概括为"四多""一少"：

"高位溃疡"多，高位是指胃体上部、胃底部；"大个溃疡"多，指胃溃疡直径 >3cm，十二指肠溃疡 >2cm；"溃疡并发症"多如出血、穿孔、梗阻、癌变；"伴发病"多，如冠心病、肺气肿、糖尿病，几乎都有萎缩性胃炎存在。

"一少"是指溃疡病本身与各种并发症的症状少而不典型。

这些特点提示我们，老年人溃疡病的诊断、治疗上不能照搬成年人的"皇历"，要特别注意：

作为长者，要"服输"，承认自己身体的弱点，主动接受检查、治疗，不要固执己见。

作为家属要做到"三心"：观察细心，解释耐心，与医生配合诚心。

作为接诊医生，应该努力做到**"四要"**：诊断、检查上更要细致，因为年龄关系，患者本人的陈述常不准确，或有遗忘，更应重视客观检查；要全面估计患者情况，不可忽略已有的和隐匿的并发症、合并症；因为抵抗力低下，治疗上要适当延长疗程，顾及各方面；检查中要有"癌警觉"性。

误 13. 吸烟不可能引起胃炎、溃疡病

❓ 认知误区

都知道吸烟不好，会引起慢性气管炎，甚至肺癌，因为气管是烟必经之道，肺是烟的终点站，受到损害容易理解。但胃肠道是另一条道，两者并不相通，吸烟怎么可能会引起胃炎、溃疡病呢？

正解与忠告

"河水不犯井水"，只能说大致如此。洪灾泛滥之年，河水倒灌，地下水位上升，污染井水，也是常事，所以井水也要消毒！呼吸道与消化道确实并不直接相通，但研究证明，烟草中有数百种毒素，其中多种是可以进入消化道的。

烟草毒素进入消化道至少有两条路：第一条是直接弥散到胃里，虽然吸烟者并没有主动往下咽，但试验证明吸烟后立即下胃管，抽出的胃液经过分析，就发现其中有烟草毒素。第二条道，烟草毒素大量进入肺，被吸收到血液里，经过循环，部分达到胃肠道血液里，从胃肠道抽出的血液，也发现有烟草毒素。据新资料表明"三手烟"，即烟毒微小颗粒。如长期处在多种吸烟环境中，这些微小颗粒完全可以直接进入消化道，而且更易被忽略！

烟草毒素可以直接伤害胃肠道黏膜，促进胃酸分泌，加强了其破坏力，同时又破坏黏膜的保护因素，包括黏液分泌质与量等方面发生改变，并促使碱性的胆汁和肠液反流入胃，使胃黏膜受到"双面夹击"！

笔者在澳洲的一项流行病研究显示，国人男性溃疡病38%~41%、女同胞溃疡病的11%~12%是由于吸烟引起的！慢性胃炎的比例可能还高于此数。一位顶级英国消化病专家1991年在欧洲胃肠病大会上介绍治疗溃疡病的成功秘诀，笔者有幸在场，这位教授只说了几句话："只看不吸烟的患者；要看病的吸烟患者，请回去先戒烟再来！"台下一片笑声，这位教授的确是实话实说。

14. 胃溃疡与十二指肠溃疡是一种病

认知误区.

　　胃溃疡（GU）与十二指肠溃疡 (DU) 就是一种病，只是病变部位不同，治疗相同，何必麻烦去区分呢？

正解与忠告.

　　乍听起来，大名相同，医学书上也放在一起讲，这只是为了方便。越来越多的研究表明两者还是有不少差别，随着研究的深入，若干年后也许就会"分家"了。现在已经看到的差别是：

　　DU 比 GU 发病率高：不论是国外还是国内均如此，国内是 4：1；DU 比 GU 平均年轻 10 岁；遗传背景 DU 强，致病环境因素却是 GU 多；DU 胃酸高得多，DU 的幽门螺杆菌感染率也高；穿孔发病率 DU 高……

　　也许我们现在好像对着镜子观看，模糊不清，不远的将来就要清楚了！

15. 幽门螺杆菌会遗传给下一代

认知误区.

　　国人幽门螺杆菌感染率高,儿童也高,双亲细菌都是阳性的孩子,阳性率高于单亲阳性的孩子，而单亲阳性中，母亲阳性的孩子感染率高于父亲阳性的孩子,给人"幽门螺杆菌会遗传给下一代"的印象！

正解与忠告·

这种称为"家族聚集"的现象，并不能直接证明幽门螺杆菌会遗传给下一代。

从简单的遗传机制理解，"入侵者"必须进入体内，与体内某些特殊细胞或成分结合，嵌入到有关遗传机制（如 DNA）中，才有可能由亲代遗传给子代。目前还没有证据说明，幽门螺杆菌"入侵"达到了这种深度。

怎么解释这个"家族聚集"现象呢？

现代流行病学认为，幽门螺杆菌感染与甲型肝炎十分相似，很可能都是粪→口途径，而中介物是唾液、牙具、餐具、食物、有关人的手等等。已知甲肝有家庭聚集现象，甚至规模流行，属于传染病，传染病大都与生活条件和环境关系密切。

亲代、子代抗体都是阳性，只说明过去或现在有幽门螺杆菌感染，不是遗传的根据。

解决下一代幽门螺杆菌感染，应该从两方面着手：一是截断传染途径，一是及早使用幽门螺杆菌疫苗。

ⓘ 16. 幽门螺杆菌感染与生活卫生习惯、条件无关

❓认知误区·

幽门螺杆菌到底是怎么传染的，目前还没有定案。我看与人们生活、卫生习惯、条件没有太大关系，因为在全世界各个国家，不论贫富都有感染么！

正解 与 忠告

关于幽门螺杆菌的知识，笔者乐意向读者提供一些有趣资料供参考，资料来源于世界文献库，其中也有笔者的工作。

喝水：喝井水、窖水者感染率 > 河水 > 自来水（最低）；有喝生水习惯者感染率高。

吃生菜：常吃生菜者，感染率高。

密切接触某些种类动物如猫者，感染率高。

幼时接受大人口嚼食物喂养，用过大人以嘴试过的奶（水）瓶者，幽门螺杆菌感染率高。

没有下水道设施，有乱泼污水习惯的地区，感染率高。

亚洲地区，即便是比较富裕的国家，但有吃"大锅饭"习惯，不分餐者，感染率高。

住房：居住拥挤，大人、小孩同床睡觉者，即便小孩长大后住房宽敞，感染率仍然居高不下。

不戴手套的医生，操作胃镜和牙科医生感染率高。

就全世界而论，经济欠发达地区感染率 > 发达地区。

……

聪明的读者，请想想，您能把这些零碎的"环环"，接成一副什么样的链条呢？

17. 把胃的各种病变都通过手术切除干净，再不会出现新的胃炎了

认知误区

不管是溃疡、癌症、息肉、胃炎……都可以通过外科手术将病变切除干净，不留痕迹，胃炎，尤其是新的胃炎，就再不会出现了。

正解与忠告

现实情况常常不是美好的想象！

切除病变部位，也不可能是只把那"一块病变"挖去，只能按照解剖关系，将胃某一部分，甚至全部切掉，然后细致地加以吻合，使胃肠道仍然能保持通畅。通常切除的范围要大于病变本身，恶性病变的手术更是如此。

手术结果必然破坏胃的正常解剖与生理功能，不可避免地会出现新情况。

例如，最常见的胃次全切除术，将残胃与肠道直接吻合，没有了"闸门"控制，碱性的肠液、消化酶类、胆汁甚至细菌，就可"长驱直入"残胃，加上手术的刺激，就会发生胆汁反流性胃炎，胆汁反流的"重灾区"无疑是整天泡在反流液中那扇"没有门页"的洞——吻合口。如果是全胃切除，严重的反流性炎症更会发生在食管下部。有些手术虽没有切掉胃的某一部分，但切断了迷走神经，也会有类似结果。

除非万不得已，胃是轻易切割不得的！

18. 溃疡病死不了人，不用怕

？ 认知误区

越来越多的人都知道，心脑血管病是要命的，好好一个人，说走就走了，得防着点！溃疡病虽然缠人、恼人，影响生活质量，却不会死人，谁还没有个胃痛！

正解与忠告

这个说法有几分道理，但不全面，更容易让人放松警惕，故不可取！

溃疡病本身不会直接造成死亡，但它的常见并发症却可置人于死地，此说并非恐吓之词！

消化道出血是溃疡病的头号杀手，多是急性"作案"。近年来，虽然胃病新药不断面市，出血的发生率并未下降。首当其冲的就是老年人群。出血发生率很高，每3~5个患者中就会有1人发生出血，一旦发生过首次出血，很容易接着出现第二、三次，让人防不胜防。出血原因是溃疡直接破坏了病变部位的血管。

穿孔也是比较常见的危险并发症，溃疡病变穿通了整个胃壁，到达腹腔，发生化脓性腹膜炎，经久难治。梗阻则是由于溃疡病变反反复复，不断形成坚硬的"疤"，造成胃肠道完全或部分不通，长期不治疗，患者会出现营养不良、消瘦、电解质紊乱。这两种并发症虽然不至于马上致死，最后造成的衰竭程度，不亚于晚期癌症。

听了上面的介绍就知道，溃疡病并非死不了人，而是非常可能死人！

试以快板助读者记住，如何对付"三杀手"：

杀灭细菌*第一招　首次治疗要牢靠

药物、激素**宜慎用　紧张、劳累要避免

过饱、重负常招祸　错过急诊不得了

*指幽门螺杆菌。

**指消炎止痛类药物与皮质激素类。

（误）19.慢性胃炎不会引起消化道出血

（认）（知）（误）（区）

慢性胃炎虽然多见，但病理损害浅表，程度也比较轻，不会引起消化道出血。

正解与忠告

有炎症就有损害，有损害就可能伤害大小血管，所以慢性胃炎是可以引起消化道出血的！

早在纤维胃镜使用前就已经注意到了慢性胃炎出血，20世纪50年代美国5192例上消化道出血原因中慢性胃炎占11%。急诊胃镜开展以来，出血的诊断更加客观、准确，慢性胃炎出血的百分比上升到20%~40%，稳居消化道出血原因的第三位。

反复出血是慢性胃炎的一个常见症状，可发生于各种慢性胃炎，多见于萎缩性与肥厚性胃炎。出血患者胃镜下可见到多发性糜烂、表浅性溃疡与广泛性毛细血管渗血。临床表现以黑便多见，持续 3~4 天即自动止血，数月或数年后再复发。黑便→自愈→反复发生为慢性胃炎出血的临床特点。少数患者出血量很大，可引起休克甚至死亡。

慢性胃炎可以引起消化道出血，请不要忽略！

(误) 20. 应激性溃疡应该是应急性溃疡

(?) 认知误区

发生于急性情况下的溃疡，应该称为应急性溃疡，（正如我国新成立的紧急情况部，专门处各种紧急情况）怎么成了应激性？

(A+) 正解与忠告

没错！是激动的激，不是紧急的急！

应激性溃疡确实是十分紧急的临床情况。所谓应激，是指机体应对严重情况的反应，表现在胃黏膜损害上就是应激性溃疡，其主要病理改变包括：急性出现多发、浅表、不规则溃疡，直径 0.5~1.0cm，甚至更大面积损害，有的可穿透胃壁，发生穿孔。本病是一种独立的疾病，并非原来的慢性溃疡急变。

出血是本病的主要临床表现，大多发生于原发疾病后 2~15 天，出血来势凶猛，难以止住。腹痛也是常见症状。

下列情况极易出现应激性溃疡：严重烧伤、严重脑外伤、脑肿瘤、颅内手术、严重外伤与大手术后。严重内科疾病如：败血症、肺功能不全、尿毒症等也可发生。应激性溃疡发病率近年来有上升趋势，值得关注！

为何会发生应激性溃疡？可能在原发病刺激下，胃液、胃酸分泌大量增加，加强了消化自身胃黏膜的能力；此时的胃黏膜由于血管强烈收缩，原本已处于缺血、缺氧状态，已经十分脆弱，不仅抵挡不住强烈的自身消化，更无法阻止胃内高浓度的氢离子（盐酸成分）向胃壁内渗透，胃黏膜内更多因素都参与了这场"混战"。在这场"混战"中，中枢与植物神经系统不停地扮演着导演的角色。

所幸的是，近年来强力抑酸剂，如 H-2 受体抑制剂、质子泵抑制剂、胃肠道外高营养、黏膜保护剂等的综合应用，使本病能得到比较有效的预防和治疗，但对原发病的治疗与对本病的及早识别，仍然是治疗成功的关键。

误 21. 溃疡病不遗传

？ 认知误区

不少人有溃疡病，没听说他们的后代也有溃疡病。溃疡病虽然与幽门螺杆菌有关，医生说这种细菌可以传染但不会遗传。

A+ 正解与忠告

没有遗传的个例，不能代表整体情况。因为那只是个案！溃疡病确实有遗传倾向，但并非下一代每个人都一定会发病。

根据研究表明，溃疡病是一种多因素疾病，遗传背景加上某些促发因素而发病。感染了相同种类的幽门螺杆菌，有人发生溃疡病，有人则"平安无事"，也从另一方面提示"遗传背景"的重要性。

溃疡病的遗传性有根据吗？有，这些根据是：

某些综合征中的溃疡病，可以遗传，这些综合征属于常染色体显性遗传，如多内分泌腺瘤病Ⅰ型、胃泌素瘤等，它们的十二指肠溃疡就"代代相传"。

从家族史调查看，溃疡病患者20%~50%有家族史，而对照组只有5%~15%，溃疡病患者第一代的发病率高于一般人2~3倍。笔者诊疗过一个同患溃疡病家族的4代！

从大量孪生子（双胞胎）发病情况调查发现，单卵孪生子发病率接近100%，明显超过双卵者，而且都是十二指肠溃疡。笔者某下午亲自接诊过一位十二指肠溃疡出血患者，他的孪生弟弟，当天的上午在同一城市也发生了出血。

溃疡病的某些遗传性指标在子代中的出现远高于一般人群，如血型O、分泌状态、alfa- 抗胰蛋白酶、血清胃蛋白酶原Ⅰ等。

这些事实确实十分有趣，更重要的是，这些也许可以帮助我们主动关注"老与小"的健康，对吗？

误 22. 溃疡病老治不好就是顽固性溃疡

? 认知误区

溃疡病治疗过几次，老是治不好，症状好一点，没过多久又出现了，治一治，又能好一点，医生说这是溃疡对治疗产生抵抗性了。

正解与忠告

治疗过几次没彻底好，有几种情况，不一定就是顽固性溃疡，可能是好了又复发，也可能是治疗不当，根本就没好过。诊断为顽固性溃疡有一定标准。

顽固性溃疡的标准与特定的治疗药物——H-2受体拮抗剂（雷尼替丁）有关。20世纪70年代初，H-2受体拮抗剂出现，其疗效远超过以往用的碱性制酸剂，雷尼替丁按规定的时间治疗，经胃镜检查愈合率可以达到60%以上，治疗效果确实不错。

但经过一段时间，各国的医生发现，一些十二指肠溃疡患者即便用雷尼替丁治疗公认的8周以上，胃溃疡患者12周以上，胃镜检查溃疡仍然没有愈合，才定为顽固性（或抵抗性）溃疡。

可见"顽固性溃疡"的检验标准为：一：当时是与特定药物"挂钩"的；二：药物使用必须达到规定时间；三：必须经过胃镜证实病变未愈合。

科学在进步，特别是应用质子泵抑制剂（以奥美拉唑为代表）治疗以来，愈合率显著提高，顽固性溃疡已经不多见了。

诊断顽固性溃疡要注意：

不要将复发与顽固性溃疡混为一谈。不论用何种药物治疗，溃疡病都容易复发，这是溃疡病本身的特点。不少患者治疗结束时，病变已经愈合，只是没有经胃镜确认，后来因各种原因溃疡复发，是新一次发病，而非顽固性溃疡。

其次要排除胃癌、胃泌素分泌过度（卓艾综合征等），它们可能被误诊为胃溃疡或十二指肠溃疡，一般治疗多不见效。

用药方面：

如果以前用药时间不够，重新用奥美拉唑，或换成作用更强的泮托拉唑、雷贝拉唑、埃索美拉唑之一，疗程不少于 4~8 周。质子泵抑制剂治疗无效时，改用 H-2 受体阻滞剂，有时会收到意想不到的效果，但时间不能少于 8 周。

同时并用黏膜保护剂。

幽门螺杆菌阳性者，务求根治成功。

戒烟是必不可少的条件。

顽固性溃疡并非铁板一块，有望将其攻克！

(误) 23. 小孩不会得溃疡病，得了就和大人一样治

(?) 认知误区

溃疡病是成年人的常见病，没听说过小孩会得这种病。我想小孩的溃疡病，症状和治疗方法大概与成年人一样吧，吃奥美拉唑就行了。

正解与忠告

儿童溃疡病并非罕见，国内外皆同，认为儿童不会发生溃疡病的原因之一，是由于家长的忽略。其实各个年龄段的儿童都可发病，随着儿童年龄的增长，溃疡病发病率逐渐升高。国内 5 家医院 603 名反复腹痛儿童经胃镜检查发现了 125 例溃疡病，占 20.7%，十二指肠溃疡为多，男孩比女孩多（男孩为 66%，女孩为 34%），城市儿童发病高于乡村儿童，或许是城里汽车多、奥数补习班多的缘故吧！

成年溃疡病症状比较一致，主要是腹痛，与成年人不同，儿童患者有两大特点：一是症状多样，二是随年龄变化症状又有所不同：

1岁以内：因窒息、颅内出血、败血症等发生应激性溃疡，尤易发生于早产儿，起病急，症状为呕血、便血、穿孔引起的腹膜炎，有的只表现为腹胀与呼吸困难、休克，几无腹肌紧张等体征。

3岁以内：呕血、黑便为主，模糊的腹部不适，食欲下降，生长停滞。

6岁以内：腹部饱胀、隐痛，部位不准确，或在肚脐周围，食欲差，反复呕吐或消化道出血。

7岁以后症状接近成年人。

成人很少有头疼、腹泻、偏食等症状，这些却是儿童常见症状，多进食不规律，好吃零食，喜欢生冷及酸辣食物，长期精神紧张如学习、功课负担过重等，都是儿童溃疡病常见诱因。

儿童性溃疡病，诊断方法首选胃镜检查，优点是：可直接观察溃疡的部位、数目、形态与分期，同时能检查有无幽门螺杆菌感染，了解有无出血、梗阻等并发症。因为大型儿童医院都有专用于儿童检查的胃镜，检查是安全的，但年幼孩子不太合作，需要妥当的术前准备。西安市儿童医院消化科牵头全国协作组，在儿童胃镜检查这方面积累了丰富的经验。

抑酸治疗是基本治疗，可选下列常用药物之一，剂量按体重计算：

雷尼替丁：次 1.5~2mg/kg, 每日 2~3 次口服。

法莫替丁：次 0.4~0.5mg/kg, 每日 2~3 次口服。

尼扎替丁：日剂量 6mg/kg, 分 2~3 次口服。

奥美拉唑：婴儿 5mg/d, 1 次顿服。

幼儿 10mg/d，1 次顿服。

学龄前儿童 15mg/d，1 次顿服。

患儿用药 1~2d 后，症状就可明显减轻，但切勿停药，十二指肠溃疡疗程为 4~6 周，胃溃疡为 6~8 周。

更要重视儿童患者的幽门螺杆菌清除，减轻精神压力与负担！

亲爱的家长可不要大意啊！

(误) 24. 胃炎就是胃部发炎，和全身疾病没关系

❓ 认知误区

扁桃腺炎就是扁桃腺发炎，肠炎就是肠道发炎……与其他病名一样，胃炎就是胃发炎，和全身其他疾病没关系。

A+ 正解与忠告

与您的看法正相反，多种疾病都可以引起胃炎，胃炎的这种广泛性在疾病中也是"名列前茅"的：

伤寒、流感、肝炎、肺炎等传染病，各种细菌性败血症，常常合并胃炎，胃黏膜常出现出血、糜烂等改变。

非传染病引起胃炎的就更多一些，多数是慢性胃炎，有时也有急性胃炎的表现，而且均经过胃镜活检证实，71% 为浅表性，20% 为萎缩性，现列举部分如下供参考：

腐蚀性食管胃炎（发病率 71.6%），部分胃切除手术（63.7%），胃癌（54%），胃溃疡（38.5%），门静脉高压症（32.1%），胆结石

(31.6%)，食管裂孔疝（24.9%），吸收不良综合征（12.6%）等等。

这些数字提醒我们：在诊断与治疗其他疾病时，不要忽略胃炎的存在，这样诊断与治疗才能更加全面、细致。

误 25. 过敏不会引起胃炎

? 认知误区

过敏是皮肤病，荨麻疹、湿疹、面部浮肿、过敏性鼻炎……都是日常生活中常见的情况，没有听说过敏还会引起胃炎。

A+ 正解与忠告

过敏是一种全身性反应，一旦出现，许多器官都可以出现疾病，所以临床症状"五花八门"，有时甚至难以辨认，只是因为皮肤显露在明处，容易被看见罢了！

过敏确实可以引起胃炎，不过常把它混在一般的食物不洁性胃肠炎、食物中毒诊断里，没有细致把它分出来。

研究者对以往正常的胃黏膜，接触确定的过敏食物后胃镜观察，发现胃黏膜充血、细小结节（可能是痉挛或水肿），黏膜下出血，黏液增多，蠕动减少或亢进。更发现胃黏膜水肿与皮肤的荨麻疹同时出现！说明两者发生机制相同。

过敏性胃炎的临床症状有特点：

症状出现快：接触过敏原后数分钟至 15 分钟就出现症状；

腹痛呈痉挛性阵发：位于上腹部正中或稍偏左；可伴恶心、呕吐，甚至发生幽门梗阻，医生有时也摸不着头脑是怎么回事！

有病史可寻：荨麻疹、哮喘、药物过敏及神经性水肿等，或过去对某种特定的食物有过类似发作，儿童中对奶类过敏不少见，都支持过敏性胃炎的诊断。

抗过敏药物神效：特别是皮质激素类治疗有特效，真正地立竿见影！

（误）26. 溃疡病原因不明，也没线索可寻

（认）（知）（误）（区）

医生都说溃疡病病因还不完全清楚，日常生活中似乎也没有线索可寻，预防与治疗难以找到努力方向，也使患者信心不足！

正解（与）忠告

话只讲对了一半，病因虽然只弄清楚了一部分，例如幽门螺杆菌与溃疡病的关系，许多还没有弄明白，但从日常生活中能发现线索，却有不少，这些线索对溃疡病的预防和治疗还是很重要的：

（1）**吸烟**：吸烟者比同样条件的不吸烟者，溃疡病的发生率要高2倍！因为烟的毒素引起胃蛋白酶原升高，胃酸增加，幽门括约肌松弛，胆汁和十二指肠液很容易反流到胃里来。对于胃黏膜来说，这些异常构成了破坏黏膜的"势力群"。不但如此，毒素同时还削弱胃黏膜的保护、防卫能力，包括：抑制碱性胰液分泌，抑制胃黏膜内前列腺素的生成，而前列腺正是调控黏膜抵抗力的主角，弱化

胃排空，使破坏"势力群"得以长期对胃为所欲为。

说"吸烟是伤胃的一把刀"，一点都不假！

（2）**饮酒、咖啡、浓茶、可口可乐等：**都促进胃酸分泌，长期饮用，无疑也是有害的。

（3）**精神因素：**长期精神紧张，使胃酸分泌增加，黏膜血管收缩，黏膜抵抗力下降。

（4）**某些药物：**特别是消炎止痛类药物（医生常写成 NSAID）包括：消炎痛、布洛芬及阿司匹林等，长期服用溃疡病的发生率比同样条件不服药者高 2~2.7 倍！溃疡多半发生在胃部。其他可能诱发溃疡病的药物还有肾上腺皮质激素类（强的松等）、利血平等。

有读者会问：有些人长期用这些药并不发病，那是为什么？现代医学认为，上面提到的都是诱发因素（外因），是否会发生溃疡病，还要看内因如何，内因包括遗传、免疫、神经、内分泌等，具备内因条件，加上外因的诱导，溃疡病才会发生，因此认知和避免这些诱因当然也是十分重要的！

误 27. 幽门螺杆菌是一种普通细菌，不过被新发现罢了

？认知误区

与人类疾病有关的细菌不下数百种，幽门螺杆菌无非是新登场的角色，并没有什么特别之处，对于幽门螺杆菌，现在有点"小题大做"，造成人为的恐慌。

正解与忠告

虽然幽门螺杆菌在体内已存在很久很久了，但它被发现到今天只有 30 多年，与其他"老资格"细菌相比，确实才是个"年轻犯"。然而它搅动医学界，影响人类健康的广度与深度，可说是"绝无仅有"。这个评价并不过分。

幽门螺杆菌有哪些不同于一般细菌的特性呢？

毒性多且大：一般细菌产生毒素的种类有限，幽门螺杆菌不但产生多种毒素，如尿素酶、黏液酶、酯酶、溶血素等，使主人的细胞膜遭破坏，细胞连接物质松解，红细胞被溶解，更产生剧毒的氨气，毒物、毒气一齐下手，海、陆、空同时进攻！

侵犯广且深：细菌的大本营虽然在胃，新近研究发现，它的踪迹已经出现在肝、胆、血管甚至心脏组织中。

致病种类多：除消化系统病外，幽门螺杆菌与口腔病、血液病、过敏性疾病，甚至心脏血管病都有牵连，研究显示有关疾病范围还在不断扩大中。

肿瘤的罪魁：世界卫生组织确认，幽门螺杆菌是胃癌第一病因。胃淋巴瘤（MALT）的发病也与它关系密切。

抗药快而强：至今还没有单一的药物能杀灭幽门螺杆菌，即便贵为"三联""四联"，最高根治成功率也只有 80% 左右，而且细菌很快就成为抗药菌株，使治疗成为难题。

28. 诊断了胃炎不用担心其他病

❓ 认 知 误 区

腹胀、消化不良、食欲减退、腹痛……这些典型的症状，不用检查都知道就是慢性胃炎，一种病就有一种症状，放心吃胃病药吧，不会有其他麻烦的。

📖 正解 与 忠告

居心是好的，说的话可得小心！

消化专科门诊中慢性胃炎几乎占到 60%~70%，其中不少人还是经过胃镜检查的，说明慢性胃炎的确十分常见。因为常见，也带来一些模糊观念，有时甚至造成难以挽回的损失，在临床上并非罕见，值得注意！

一种病有一些比较固定的症状，但是不少其他病也可能有相同或相似的症状，不能抓住一个，不考虑其他疾病；另外，两种病有相同的症状，医生往往多考虑轻病、常见病，被忽略的往往是重病、少见病。

哪些重要疾病需要与慢性胃炎仔细鉴别呢？它们各有什么不同于胃炎的特点，可以引起我们注意呢？

胰腺癌：一般按胃病治疗无效，腹痛等症状进行性加重，而其中最特别的是，消瘦明显，一个月内体重减轻 10kg 以上是常事，简直是"势不可挡"！

晚期肝病：包括肝癌、肝硬化，多有肝、脾明显肿大黄疸等慢性胃病是不会有这些体征的。

胆系肿瘤： 长期慢性胆囊炎、胆结石的历史与黄疸的临床表现。

其他： 肾功能不全、糖尿病、全身或消化系统结核病与肿瘤、甲状腺机能低下等，虽然也可能有和胃炎类似的症状，但各有特殊的确诊手段，不难鉴别。

"多见"不等于"就是"，不要把"替身"看成了"真身"，也莫"拾了芝麻，丢了西瓜"！

检查方面的误区

JIANCHA FANGMIAN DE WUQU

29.肠腺化生（肠化）就是胃癌

❓ 认知误区

不懂什么是"肠化"，每当医生看完胃镜报告后，总要在肠化下面画上粗粗的一道，给人一种不祥的预感，或者直接告诉您这是早期胃癌的表现。

📝 正解与忠告

胃黏膜有慢性炎症时，体内会出现一种适应性变化，部分原来的胃腺被类似的肠腺所代替，称为肠腺化生，简称"肠化"。

多种原因可造成胃腺细胞数减少或功能减退，也可能因为碱性反流或抑酸药物的作用，最终使胃黏膜酸碱度偏向碱性而出现"肠化"，年龄老化也是"肠化"因素之一。

肠腺有小肠腺与结肠腺两种类型，所以也有两种相应的"肠化"。一般认为结肠型"肠化"与胃癌可能有关，国内报告随访结肠型"肠化"1~6年，癌变率为4.3%。不过也有学者对二者关系持相反意见。不过下面的看法基本是一致的：

轻、中度"肠化"属于一种反应，经过科学治疗，部分可恢复正常。重度"肠化"虽然与胃癌关系密切，很可能发展成为癌，但并不等于已经就是胃癌，因此定期复查胃镜就很重要，通过复查，注意其发展，复查时活检送病理检查更不可或缺！"肠化"的发展要经过一段较长的时间，也给临床发现其变化提供了充分的机会。

"肠化"的确定必须根据病理报告，胃镜所见的某些异常，只能作为初步参考。

对于"肠化",笔者有 3 点建议:

过度紧张,没有必要;放任不管,更不应该;机不可失,失不再来!

误 30.复合溃疡是一种新的溃疡病

？认知误区

复合溃疡可能是一种新的溃疡病,或是几种溃疡合在一起,诊断、治疗上并无新意。

A+ 正解与忠告

复合溃疡是指同一患者先后或同时出现胃溃疡与十二指肠溃疡,复合溃疡有自己的特点,不等于简单的胃溃疡加十二指肠溃疡,更不是胃镜医生看花了眼!

复合溃疡患病率占溃疡病总数的 7% 左右,20~30 位十二指肠溃疡患者中就有 1 位胃溃疡患者,5 名胃溃疡患者中就有 1 位十二指肠溃疡患者。

多数学者认为,十二指肠溃疡发病在前,引起不同程度的幽门梗阻后,出现胃扩张与胃窦部刺激,胃酸因而分泌过多,形成胃溃疡。

与一般溃疡病相比,复合溃疡的临床特点可总结为:

"**两高**",即发生消化道出血几率高,发生幽门梗阻几率高。

"**一低**",其中的胃溃疡比一般胃溃疡的癌变率低;

"一长"，即病程长而顽固。

真是好中有坏，坏中有好啊！

曾经有人强调本病的外科手术治疗，近年由于许多有效药物的出现，本病大多采用内科药物治疗，疗效良好。根据本病特点，幽门螺杆菌的检测不可少。正规用药的疗程至少在 8 周以上，并强调同时使用黏膜保护剂。

误 31. 糜烂就是溃疡，溃疡等于糜烂

❓ 认知误区

糜烂是烂得不可收拾之意（新华字典的解释），溃疡也是烂了一块，比糜烂轻一点吧？

A+ 正解与忠告

不少患者分不明白二者的差异，常将溃疡说成糜烂，或以为糜烂就是溃疡，给治疗带来一些麻烦。

糜烂与溃疡可以分别或同时出现在胃镜报告上，但不是一回事：

糜烂的病理改变限于胃壁的第一层——黏膜层，病变直径从数毫米到数厘米不等，更有大面积者，病变数从 2、3 个到许多个。整个消化道都可以出现糜烂，但以胃为多见。

溃疡一定已经穿透了第一层，至少到达了第二层——黏膜下层，甚至达到第三层——肌层，一旦穿通肌层达到最后的浆膜层，那就是溃疡穿孔了！多数情况下溃疡只有一个，多发生在胃或在十二指

肠球部。同时或先后出现在这两个不同部位的溃疡病，称为复合溃疡。溃疡数目在 2 个以上，称为多发溃疡。

单纯糜烂与溃疡的临床症状也有差异，前者多有不规则上腹部疼痛，进食后常加重，溃疡则多为规律性腹痛，进食后常减轻。

因为病理不同，治疗方法也有差异：糜烂病变除了去除病因外，重点使用黏膜保护修复剂，如胶体铋、康复新、镁铝合剂、含锌的制剂等；而溃疡病重点使用制酸剂，如奥美拉唑、雷尼替丁等，也并用黏膜保护剂，疗程较长，需 4~8 周。

和医生交流时，请把糜烂还是溃疡说清楚，对于诊断、治疗都有好处！

（误）32. 糜烂性胃炎：胃烂得难以收拾

❓认知误区

权威新华字典解释："糜烂指烂得不可收拾。"既然如此，即便进行治疗，恐怕也难以收效，令我十分悲观！

正解与忠告

文字是文字，一些翻译过来的医学专业名词，有时表达不一定十分准确。糜烂的英文原字是 erosion，意思是侵蚀之意，有如雨水对地面的那种作用，显然并没有"不可收拾"之意。日本医生的胃镜报告上多直接用 erosion 表述。

从病理上讲，糜烂病变，虽然范围不同，可局限在胃的某一部分，或范围比较分散些，但厚度始终只限于胃壁最内的表层——黏膜层，其实全部黏膜层厚度也才只有 0.91mm。英文字典中更清楚提示 erosion（侵蚀）只发生在表面。

没有理由悲观，更不要放弃治疗，临床实践已经证明：使用黏膜保护剂治疗 erosion 相当有效！

（误） **33. 慢性胃窦炎：新胃炎？少见病**

 认知误区

慢性胃炎不是新分为萎缩性与非萎缩性两大类吗？我的胃镜报告上明明写着"胃窦炎"，莫非是什么少见病？又是一种新胃炎？

正解与忠告

请放心，既不是新病，也没有恶化！这是描写角度的不同。

胃窦是胃的一部分，按食物前进方向，依次为胃底部，胃体部，后到胃窦部，通过幽门，进入十二指肠。如果从相反方向看，胃窦部指幽门前方，故又称幽门前区，是胃消化食物的"主战场"，也是慢性胃炎的重灾区。幽门螺杆菌的幽门即指胃窦部，省略了前边二字，细菌密集于此处。

胃窦炎的重点是指明病变部位在窦部，而非病变性质，所以也可以有胃体(上部，中部)炎，甚至全胃炎的描写。比较全面的写法是：慢性萎缩性（或非萎缩性）胃炎（窦部）轻、中、重度（镜下病变程度初步判断）。

误 34. 肥厚性胃炎是肥胖病的表现

 认知误区

　　超重与肥胖已经成为当今的流行病，肥胖又是全身性的问题，与许多疾病有关。肥厚性胃炎是肥胖者在胃的特有表现吧！

正解与忠告

　　正常的胃从里向外可分为黏膜、黏膜下层、肌层与浆膜4层，共同完成胃的消化功能。

　　在胃镜下看，正常的黏膜层颜色粉红，胃体部黏膜层呈细小、光滑、直行的皱襞，很像棉布衣服起的皱褶。肥厚性胃炎并不是整个胃变肥胖了，只是黏膜层的皱襞变得肥大、肿胀，表面有渗出、糜烂，在显微镜下观察，黏膜表层的上皮增生。胃里装的东西稍多，整个胃虽然胖了点，功能反而减弱了，可说是典型的"虚胖"！

　　本病主要症状有腹痛、食欲下降、营养不良，确诊除胃镜外必须活检送病理检查，才能确诊。本病有癌变倾向，应随访。

　　本病不多见，原因不明，肯定与肥胖无关，肥胖朋友大可放心！

误 35. 萎缩性胃炎的胃就像"核桃壳"

认知误区

　　人们形容小孩的脸蛋——红润、水灵、有弹性，叫小鲜肉吧！

无情的光阴会使它出现皱纹、褶子，变得坑坑注注，失去了弹性。萎缩的权威解释是：变小起皱。核桃壳可以说是"形象描写"！萎缩性胃炎不就等于胃变成了核桃壳吗？

正解与忠告

胃的最内层，也就是直接接触食物那一层称为黏膜层，只有不到 1mm 厚，黏膜层中有许多种类各异的腺体，称为胃腺，胃腺由多种细胞组成，分别分泌胃酸、蛋白酶、无机盐离子等，发挥消化、杀菌功能，腺体是消化过程中起主要作用的结构。

当各种因素侵害胃黏膜较深时，首当其冲的就是腺体，由于腺体的功能很重要，所以萎缩性胃炎的萎缩程度，就以腺体受损害程度来表示：

轻度腺体萎缩数不超过原有的 1/3，中度为 1/3~1/2，重度超过 2/3。肉眼乃至胃镜不能判断萎缩程度，这个案只能请病理医生用显微镜来"拍板"了！

结论是：不论是美丽少女，还是白发老者的萎缩性胃炎，虽然多多少少都难逃胃腺萎缩之变，但胃绝对都不会成"核桃壳"！

误 36．"吹气"查胃病好处多

？认知误区

"吹气"检查胃病，又快，又省，还没痛苦，复查更方便，何必去做胃镜？

正解与忠告·

天下大雪了，气温骤降，把您冻得直哆嗦，该添防寒衣物了！上身冷，加件羽绒服吧；脚冷，买双 Nike 棉鞋最好……一样东西解决一个问题，上身冷，再好的棉鞋也不解决问题啊！

"吹气"是"小名"，标准名称应该是："检测幽门螺杆菌同位素碳 13（或 14）呼吸试验。"原理是：吃进去含有同位素碳 13（或 14）小药片到胃后，如果胃内有幽门螺杆菌存在，幽门螺杆菌特有的尿素酶就可将药片（含同位素碳的尿素）分解成带同位素碳的二氧化碳，这种带同位素的二氧化碳就可被特殊仪器测出来，这种二氧化碳越多，说明胃里的幽门螺杆菌越多，所以可以作为幽门螺杆菌定量的指标，仅此而已，不能说明任何胃病。

再好的钥匙只能开一把锁，呼吸试验确实好，但是请记住：只能开幽门螺杆菌这把锁！其他锁是打不开的！

误 37.Hp、pH 都是幽门螺杆菌的简写

认知误区·

这两个英文字母大小写完全一样，只是排列次序不同，都是幽门螺杆菌的简写。

正解与忠告·

不是笔误，完全是两码事！

Hp是幽门螺杆菌简写,镜检时用(＋)或(－)分别表示有或无细菌,有时用1个、2个或3个＋号来粗略表示细菌的多少,呼吸实验时用数字表示多少。

pH是氢离子浓度的负对数,采用数字表示,可带小数点,7代表中性,小于7表示酸性,数字越小,酸性越强;大于7表示碱性,数字越大,碱性越强,常用来表示各种体液,如胃液、血液、精液等的酸碱度。

(误) 38.胃镜活检会伤胃,不要做

？ 认知误区 .

活检是从胃黏膜上取标本,肯定会造成伤害,那不又是造成新病变了?说不定还会使病变扩散,我看不做活检好。

A+ 正解与忠告 .

伤害与扩散,两种顾虑都没有必要!

活检确实是从胃黏膜上取一丁点儿组织,一个标本的大小也就相当于1/5~1/4粒生大米。由于胃黏膜有极强的修复力,观察证明,取活检后不到一天,胃黏膜损害就被修复,因为取材很表浅,不会留下任何痕迹,更不会造成新病变。

一般病变如炎症、息肉等,不存在扩散问题。肿瘤病变活检不会造成扩散已有定论,何况多数恶性病变一旦确诊,短期内就会接受积极治疗,恶性病变将会被彻底"清扫"。

有两种情况活检需要注意：如患者有凝血障碍，活检可能引起难以止住的出血，因此胃镜前要检查凝血机制；长期服用抗凝药物，如阿司匹林及放置支架的患者尤其要注意！其次，已经发生或怀疑穿孔的病变，活检会造成病情加重。

活检往往是诊断难以确定时才进行的，及时确诊、选择治疗方案、了解病变预后都是绝对必须的，并非可有可无！

如果医生说病情确实需要，请打消顾虑，放心接受检查吧！

（误）39. 疑似溃疡病穿孔，赶快做胃镜

？认知误区

胃镜检查是确诊胃病快捷简便的方法，怀疑溃疡病穿孔，也应该快去做胃镜。

正解与忠告

"老皇历"在这里不能用了！再好的诊断、治疗方法用在错误的对象身上，也会害人的！

让我们先熟悉溃疡病穿孔的"四步曲"：溃疡病史——腹痛突然加剧——短时间腹痛突然消失，好像无事——穿孔发生了！

赶快去看外科急诊，做个普通 X 线腹部平片，或急诊 B 超就可确定诊断了！

千万不要"走错门"去做胃镜！原来胃镜检查时多多少少都要充气，以便把胃"撑开"看得清楚，充气使胃内压力增高，原来还

没穿的溃疡，因此可能穿孔。已经穿孔了的活，高压会将胃内的胃液、食物、细菌推向腹腔，引起腹膜炎，大大增加治疗难度！

怀疑穿孔了，绝对禁食、禁饮，也是同样道理！

最重要的是争取时间去急诊，因为穿孔时间决定病情，而病情又是决定治疗方案的关键，决定是手术治疗还是内科治疗。

记住，此时一刻值千金！

(误) 40. X线钡餐透视检查胃，既准确又没痛苦

? (认)(知)(误)(区)．

X线钡餐透视检查胃，不需要"插管"，还可以拍许多张片子，既准确又没痛苦，过去多少年就靠它不也把胃病诊断了，何苦一定要去受罪做胃镜？

A+ 正解(与)忠告．

这种检查方法准确地说，应该叫X线钡餐造影，利用造影剂使胃内结构在X线下将病变显示出来，多半同时使用发泡剂，可使病变显示得更清楚，有气体、钡剂，故名双重造影。虽然这是一种间接的观察方法，但是多年以来，它曾经发挥了十分重要的作用。日本的消化科医生都能自己操作这项检查，还要自己看片，发现一些放射科医生没有注意到的细节，从而做出诊断。今天虽然有了胃镜，但如果要了解胃肠运动，病变周围情况以及辨认某些畸形，双重造影仍然有它独特的作用，非胃镜可比！

　　但是科学与技术在进步，纤维及电子胃镜的开发，确是 20 世纪医学的一大进步。可以形象地说，胃镜是医生把眼睛直接深入到胃里去了，表浅的，各种颜色的，小到 1mm 的病变，明光之下，尽收眼底！还有染色、放大、测量、取异物工具等配套设施，可同步进行各种操作与微创治疗。更能通过胃镜取到病理标本确诊病变，其优越性不言自明！

误 41. 新开发的胃功能检查，可以代替胃镜检查

？认知误区

　　新开发的胃功能检查，只要抽血化验就可诊断胃病，不少正规体检单位已经列为常规检查项目，因为不需要做胃镜，不受痛苦，很受青睐！要早开发，我就不去做胃镜了。

A+ 正解与忠告

　　这里讲的胃功能检查，就是检查血液中胃泌素、胃蛋白原Ⅰ、Ⅱ的含量与比值等。

　　不同部位的胃腺体，分泌液的成分，分泌量的多少，都是不一样的，例如胃泌素主要是胃窦部腺体分泌的，胃蛋白酶原则是从胃体部腺体产生的。它们含量的增减，在一定程度上可以反映该部位腺体的功能，就如从某种特殊产品的质与量，可以推测生产机器的优劣；其次，不同的胃病，这些指标及其比值有不同的变化，这些无疑有一定参考价值。

但是其局限性也是明显的：它的变化只反映某个部位、某种分泌功能的强弱，不是所有分泌功能，更非胃的全部功能；其次，含量变化也好，比值改变也好，都不是特异的，即某种变化不等于就是某种病变；其三，这些指标与其他许多功能检查项目一样，可受到体内其他脏器，如肝、肾功能的影响。其四，并不指示病变性质。

可见这些检查项目，不失作为某些部位分泌功能的参考，而用于诊断疾病和替代胃镜检查，则为时尚早，不要轻信某些宣传，而误了大事！

(误) 42. 胃镜镜身越细越好，检查就不难受了

(?) 认知误区

胃镜检查难受肯定与镜身粗细有关，如果能像棉线那么细，可能就没不适反映了。

(A+) 正解 与 忠告

愿望是好的，事情却没有那么简单！

现在已经有比较细径的胃镜型号，但不可能像棉线那么细，细径镜是标准镜的 1/2 左右（4~5mm），可以从鼻孔下进去。镜身细了，电子束数目自然要相应减少，因而视野也就会缩小，观察时间就要延长。同时因为直径的限制，无法装置其他配件，甚至无法取病理标本，或者所取标本太小，不能满足病理检查要求，这些方面使细径胃镜的诊断、治疗功能受到一定限制。

笔者曾经对于胃镜检查的不适做过一些观察，发现不适反应与两方面因素有关：首先是与检查医生的素质与水平有关，受过专门训练、经验较多、操作轻柔的医生检查，不适反应会少而轻；其次和患者的状态有关，包括要求检查的迫切性，目的性是否明确，对操作者的信任度等。检查前没有充分休息，为了节约时间，下了汽车、火车，立刻上检查床，很难避免较大的反应。

日本的内镜检查资格是有严格准入制度的，不经国家认可的基地培训，即便已经是临床消化科医生也不能操作；医生对患者不厌其烦、细致耐心的解释，取得患者的配合，这两方面都值得我们认真学习。

(误) 43. 不典型（异型）增生等于胃癌

? 认知误区

胃镜的病理报告上出现不典型增生，医生往往在下面划上红道道表示警惕，警惕什么呢？癌呗！说实了，不典型增生就是胃癌。

A+ 正解与忠告

增生是细胞的一种生物行为，有新陈代谢的性质。增生的细胞应该与原来的相同，一旦增生细胞偏离了原来的排列而显紊乱，形态变为不规则，细胞核变大、颜色深，细胞质的生化成分也出现异常，这种现象称为不典型（异型）增生。

不典型增生只有经过黏膜标本的病理检查才能确定。它与肠腺化生（肠化）不是一回事，但后者可以发展成为前者，两者可以出现在同一标本中。不典型增生不但常出现在胃黏膜上，也可以出现在体内各种黏膜上，如肠、食管、胆道、支气管、阴道等的黏膜上。

不典型增生之所以受到重视，是因为它与癌症关系密切，世界卫生组织将其定为癌前病变，所以应该十分重视。

但是认为不典型增生就等于癌的看法并不全面，也不符合事实：

第一，不典型增生程度上有很大差异，轻度只有两成，中度三成略多，只有重度不典型增生也只有半数才发展成癌，就是说即便是重度，也不是100%发展成病！

其次，整个不典型增生案例中，大多数属于轻、中度，经过治疗，其中部分有望转为正常，或不再进展。

再次，不典型增生发展很慢，通常要经历数月至数年，这样我们可以有充分的时间去检查治疗，现在病理检测上有许多新技术可用,如测定细胞中核酸的质量特性等,使不典型增生的诊断更加客观、可靠。

对不典型增生正确的态度应该是"三不"：

认识但不背包袱；警惕而不大意；积极检查、治疗而不放松！

误 44. 胃黏膜活检用来判断临床症状

？认知误区

胃黏膜活检能用来判断临床症状的轻重,如果没有做这项检查,会使人不放心。

正解 与 忠告·

　　这个看法或许有些模糊，搞清楚两者之间的关系，不仅是理论问题，会有助我们全面理解临床上一些实际问题。

　　医生看病首要的任务就是作出诊断，只有获得正确、全面的资料，才可能作出正确的诊断。这些资料一般来自两个途径：首先是患者，有时是其亲属的陈述，包括发病时间、重要症状（不舒服）及程度，在身体哪个部位，过去疾病和治疗、用药情况……这些信息比较容易受其他因素如：患者的年龄、文化程度、当时健康状况、医生询问技巧等的影响。中医诊断里属于"问"。这些资料虽有一定的主观成分，却是不可或缺的。

　　资料来源的第二条途径是客观检查，包括：体格检查，各种仪器、化验的测试结果。中医诊断从望、闻、切（脉）所得到的结果也属于这个范围。这些检查受干扰的情况相对较少。

　　只有把两者结合起来加以科学地分析并做出诊断，才可能比较准确。

　　客观检查结果与临床症状轻重之间并不一定平行，病理报告十分严重，例如已经是转移癌了，患者可以没有症状。另一方面，有人胃痛很久了，反复胃镜、活检，却并无大碍。客观情况就是如此复杂。

　　胃黏膜活检显然属于客观检查，单靠它的结果，不能证实主观症状的轻重，因为这只是"一面之词"；症状的轻重，也不能推翻客观检查的结果，因为这也是"一面之词"。

　　"两面"合二为一，诊断才能比较全面。

　　具体说，胃黏膜活检报告有活动性炎症，一般症状会比较重；

如果报告有重度萎缩性胃炎，胃病症状反而相对比较轻；同样的病理结果，年轻患者的症状就比老年患者多。这些例子更说明了"两面合一"的重要性和向患者解释时的全面性。

误 45.胃镜检查虽然好，不敢去做，有"五怕"

？认知误区

现在人们都承认胃镜检查好，却仍然有一部分朋友怎么也不敢去做，怕痛、难受；怕伤害、危险；怕体弱"撑不住"；怕不干净染上病；怕查出"大病"咋办。

正解与忠告

不能说"五怕"没有一点道理，公平地说是了解得不够全面。

我当医生至今整60年了，给患者做胃镜检查40多年，也就是说，医龄的2/3都和那条让人"不感冒"的胃镜作伴直到今天，经我亲自动手的患者数，没有准确统计，大约有5位数吧！作为患者的我，先后接受过胃镜检查4次，最后一次是76岁那年，当然是其他医生，甚至是我的学生来做的普通胃镜。自己尝过那"日本面条"*的滋味，我的介绍应该是比较公正、客观的。

怕痛：胃镜检查并不痛，但开始检查的1~2min，镜身通过食管时，有恶心、呕吐、胃痉挛的反应，如果您能自动做深呼吸数次，自己按压"合谷""内关"穴位，坚持一下，很快就可过关，一旦镜身入胃，感觉就会好多了。

怕危险：检查前要仔细检查心脏与血压。如果正常，没有凝血障碍，一般是安全的。活检后的黏膜很快就能恢复，注意消化道出血是必要的，不过发生几率很小。

怕"撑不住"：年龄大不是胃镜检查的禁忌证，胃镜检查本身不会伤害心脏，但通过神经反射可能对心脏产生不良影响，故实时的心电图与心脏检查是必要的。年长或体弱患者，迷走神经兴奋性低，一般反应反而较成年人小。

怕不干净：采用专门的消毒液，使用成套清洗消毒设备，可以杀灭多种细菌与病毒。

怕查出大病：更不应该成为理由，病是客观存在的，不查，不能否定其存在，查也不会造出病来。小病不查清楚，也许只是拖延了治疗，大病不查则会错失治疗良机。

笔者常苦口婆心相劝接受胃镜检查而不被接受，每每只得长叹一声！不知何日能不为此叹息？

* 日本的胃镜设备和技术世界领先，戏称"日本面条"。

(误) 46. 胶囊内镜检查胃真好

(?) (认)(知)(误)(区)

常规胃镜检查不好受，新技术——胶囊内镜检查胃，没有任何不适感，咽下药丸大小的胶囊内镜就完事了，到排出后送医院检查就可以拿到结果，省了多少麻烦！

正解与忠告

任何事情都有两面性，胶囊内镜的优越性说得比较多了，但它的另一面，也就是不足之处，却没有谈到！

标准的胶囊内镜对于小肠与大肠病变的检查，确实有其优越性，可以说，基本上填补了消化道这一段路检查手段的空白，这固然与胶囊内镜技术特点有关，还因为这一技术适应了肠腔狭窄、切面积小的解剖特点。

胃就完全不同了，它是整个消化道最宽广部位，而且有不同分区，平时胃腔常不展开，胶囊内镜在这里就有点"老虎抓天，无从下手"了！更有些坑坑洼洼的地方胶囊内镜难以达到，所以对胃病的诊断，它的可靠性与全面性就有问题了。因此一般专科医生不会建议用胶囊内镜去确诊，甚至筛查胃病！

然而"峰回路转"，翱翔太空的卫星，来回空间的无人机都可以由地面加以精确控制，同样胶囊内镜应该可以在体外来控制它在胃内的运行。磁控胶囊内镜脱颖而出！并被国内外权威机构认可，它与传统电子胃镜相比，其对胃疾病的敏感度为85%~92%，特异度为67%~95%，一致性为87%~98%。目前在英国、德国、西班牙及国内数百家医院已经应用数十万例次。可以说是胃病患者一大福音！

具体说，磁控胶囊内镜可以用于：

因各种原因不能做胃镜（包括无痛胃镜）者；体格检查的胃部检查；胃癌的初步筛选；某些胃病或手术后的随访；对胃部药物不良反应的观察等。

47.CT、MRI 检查胃不受罪

认知误区

　　CT、MRI 不就是收费高些吗？新技术检查胃无痛苦，不怕花费大，只要准确，不受罪就行。

正解与忠告

　　每一种检查方法都有它的优点、强项，同时又有它的缺点、弱项，这是由检查方法本身的技术特性所决定，而非由检查费用多少来决定的。

　　CT 检查对于颅脑病变、胸腹腔、盆腔内实质性脏器，如肺、肝、胰腺、子宫、卵巢等，以及体表的甲状腺、乳房等，有很高的诊断价值。MRI 也大致相似，对于软组织病变更有优势。

　　可惜二者对食管、胃、肠道等空腔脏器病变有些"力不从心"，不如胃、肠镜，故对于慢性胃炎、溃疡病的诊断，不列为首选。

　　近年开展的 CT 仿真内镜，在肠道疾病方面积累了经验。

治疗方面的误区

ZHILIAO FANGMIAN DE WUQU

48.一种中药或西药治疗幽门螺杆菌，简单省钱省事

认知误区

幽门螺杆菌可以引发多种疾病，但目前的"三联""四联"疗法太麻烦，不但服用药物种类多，时间也比较长，不良反应不少，幽门螺杆菌还容易产生抗药性，用一种中药或西药就能解决问题，那该多省事！

正解与忠告

根治幽门螺杆菌确实是个大问题，不但牵涉的人多，它比一般细菌更顽固，因为它深藏在几层"保护伞"之下，难以接触到药物；加上临床治疗幽门螺杆菌用药不规范，治疗其他疾病时又多有滥用抗生素，使细菌很快就产生抗药性，深感"计划赶不上变化"！

到目前为止，还没有单一的药物能根治它，目前用得比较普遍的"三联""四联"疗法，最好的成功率也只能达到80%左右。

抗幽门螺杆菌疫苗的研究，已经取得长足进展，一旦疫苗研究完全成功，可望从根本上解决治疗和预防幽门螺杆菌的问题。而寻找单一的有效药物也在积极进行中。

曙光在望，敬请期待！

误 49. 治疗慢性胃炎"挂吊针"比口服药物效果好

 认知误区

输液能使药物直接进到血液里，比从胃肠道吸收要快，不会排泄掉，治疗效果好而且省事。

正解与忠告

对于某些紧急情况，如消化道大出血、穿孔，药物经静脉输液治疗确有必要。但对于一般情况下的胃炎及溃疡病，静脉输液并无更多好处，原因如下：

胃炎及溃疡病的病变在胃的表层——黏膜，口服药物就可以"直接到位"，何苦绕道而行呢？其次，治疗胃炎的许多药物只能口服，如多种黏膜保护剂，不能注射；其三，从安全角度考虑，任何药物静脉注射不良反应的发生率都远比口服来得高且重；其四，溃疡病的治疗常需要数周，静脉输液一般不可能进行这么久。

所以通常情况下，治疗慢性胃病，应该首选口服药物。

误 50. 奥美拉唑，胃病"神药"

认知误区

多种胃病的处方上，都少不了奥美拉唑，患者反应疗效不错，一般胃病自己买点奥美拉唑吃也能解决问题，不必到医院排队、受罪了！

正解与忠告

奥美拉唑是质子泵抑制剂类药物之一，同类的还有兰索拉唑、泮托拉唑等，这类药物的名称都是以"拉唑"结尾。其药理作用机制是从根本上抑制胃酸生成，但停药后此种抑制仍可恢复。质子泵抑制剂主要用于和胃酸有关的疾病，如溃疡病、胃食管反流、某些种类的胃炎与上消化道出血等。

是药三分毒，再好的药也不例外，只有对症的药，没有绝对的"神药"。

由于临床使用得越来越广泛，"拉唑"类药物的不良反应也有不少的报道。

首先它可能掩盖症状，延误诊断；没有排除胃癌就用此类药物，由于可明显减轻胃癌的症状，误以为对症了，会失去治疗胃癌时机！

长期服用，由于抑制了胃酸，可能使胃黏膜某些增生性病变加重，或可诱发恶变。

因为胃酸降低，削弱了经口的第一道防线，肠道感染、菌群紊乱的几率增加。头疼、失眠、焦虑等神经系统症状，白细胞与血小板下降等时有出现；男、女性功能减低也有报告。

神药只是神话。只有掌握适应证，首先要排除胃的恶性病变，定期检查肝肾功能与血象，控制用药时间，应用质子泵抑制剂才能趋利避害。

51. 吗丁啉 + 阿托品 治疗腹胀，又治腹痛

认知误区

　　都知道呕吐、腹胀是慢性胃病常见症状。电视上、医生都叫"找吗丁啉"，慢性胃病的腹痛有时也不轻，每次离不了654-2、颠茄片、阿托品之类，我看同时服用这两种药，腹胀、腹痛都能解决，而且省事。

正解与忠告

　　吗叮啉可强化、加快胃排空而消胀，又能加强食管下端括约肌张力，减少胃、十二指肠的逆蠕动而止吐，这些作用机制都是乙酰胆碱增加的结果；而654-2之类止痛作用的机制，刚好是抑制乙酰胆碱分泌。

　　一个强化，一个削弱，治疗作用会互相抵消！

52. 慢性胃病自己上医药超市买药吃，省钱又省事

认知误区

　　当今胃病多，看病难，但胃药多，买药易。

　　有网络的方便，有售货员推荐，为啥不利用？

正解与忠告

　　自己买药害处多，好处少：

一是不对症：这里的症是指病症，用药不能光看症状，首先要搞清楚是什么病，也就是要搞清楚诊断，这是前提，因为不同的病，症状相同或相似，用药却完全不同；二是如果同时使用了两种以上药物，在超市购买药物，很难搞清楚其相互作用如何：互相抵消？毒性作用加强？有无协同作用？即便在医院看病，这些方面医生也是要再三斟酌的；三是只求对症，可能掩盖病情，失去治疗时机，如肝炎吃助消化药，癌症吃止痛药……这种错误并非罕见。

有人也许会说："试一试么！"有些病"试一试"没大损失，可另一些重要的病，及早诊治还没争取到，怎么敢耽误啊！

(误) 53. 中药治疗胃病比西药安全，没有副作用

？ 认知误区

中药治疗慢性胃病效果好，没有毒性，不伤肝肾。

A+ 正解与忠告

中医药治疗慢性胃病确实有效，就像西药有效一样，不容置疑，关键问题是：你会不会用？更具体说，你对要接受治疗的患者了解得如何？你对要使用的中药又了解得如何？

中药治疗胃病有不少优点，特别是调整人体整体功能，又可兼顾多方面症状，比某种单一的西药要高出一筹，虽然如此，但是它毕竟还是药，"是药三分毒"对西药和中药是一样的，并无差别。

近年来由于中药的广泛应用，其毒副作用愈来愈受到重视，问

题的出现虽然有多方面的原因，但和那种认为中药"绝对安全，没有毒副作用"的片面看法，不能说没有关系。

中药不良反应涉及各大组织系统，而以皮肤、神经与消化系统损害为多见。就随便举几种治疗胃病常用中药，其对肝、肾的损害值得注意：

佩兰伤肾，伤肝可引起糖尿病；苍术有引起坏死性肝炎、肾衰的报告；大黄所含的蒽醌成分损害肝、肾；而黄连素引起急性心源性脑缺氧，更有熟地和延胡索引起休克等。

首先要改正这种片面的认识，不要找偏方、听偏方，更不要自己开中药方。慎用中药的注射剂型。可以要求中药治疗，但应听从医生的建议，才能趋利避害，更好地发挥中药治疗的优点。

误 54. 想健胃，想消食，健胃消食片随便吃

？ 认知误区

胃炎，当然要健胃，消化不良当然要消食，健胃消食片名正言顺，正好对口！又不要处方，随便买！

正解与忠告

消化不良是个常见症状，却是个不简单的症状，因为病因太多，胃病固然是消化不良的"大头"，但治起来也不简单。如果消化不良的原因并非胃肠病引起，只顾去治消化不良，轻者"捡了芝麻丢了西瓜"，重者延误重症的治疗时机。

健胃消食片主要成分是太子参、陈皮、山楂，有调理胃肠道机能、帮助消化的作用，这是共性，它的组成成分，又决定了它的个性，使它不同于其他方子。

如果消化不良属表实邪盛者，表现为全身燥热、胸憋闷胀，声沉、舌苔黄腻，大便干，太子参就不相宜，陈皮易损害肝阴。胃酸过多、溃疡病、糜烂比较明显的，要慎用山楂，并非用量越大越好。

搞清楚消化不良的原因，同时了解治疗所用药的适应证与禁忌证，用中药，更要注意表里寒热虚实的辩证才是。

（误）55.切除胃病变，干脆利索解决问题

？认知误区

慢性胃炎、溃疡病多缠绵日久，时好时犯，有的要长期吃药，影响生活质量，不如把病变部分切除干净，长痛不如短痛！

正解与忠告

今日的医疗水平与设备，切胃手术并不困难，甚至可以使用腹腔镜进行，县医院乃至条件好的乡镇医院，都能做得漂漂亮亮！然而病变部分可切掉，病变原因并没有除掉；范围局限的病变可切掉，星星点点、分布广泛，有向远处转移的，怎能切除干净？

即便切除成功，后面的麻烦事不少：

手术后早期：瘘管、出血、梗阻、腹泻。

手术后晚期：复发、手术后胃炎、贫血及营养缺乏症、骨病等。

处理这些并发症也很费事。

结论是：除非内科治疗无效，病情威胁患者生命，手术切胃，不论是全部还是部分切，要慎之又慎！韭菜割了一茬还可再长，胃就永远长不出来了！

（误）56.幽门螺杆菌清除成功从此"一劳永逸"

？认知误区

正规"三联""四联"治疗，经过规定的时间复查，证实细菌阳性转变成阴性，或测定值在参考值以下了，说明根治成功，今后当可"一劳永逸""高枕无忧"了！

正解与忠告

非也！

已有统计材料警告人们：随着时间的推移，阴性可能又转阳性，或测定值又超标！原因尚不完全清楚，除了测定仪器或方法上有问题外，根治不彻底，例如口腔细菌没清理，"残渣余孽"重新泛起，或重新感染，感染源可能来自生活密切接触者，某些不良卫生习惯或饮食因素。

清除成功后，过一段时间（1~2年）对感染情况做一次复查，是一个不错的建议，最好选用和以往相同的检查方法，以便对比观察。

（误）57. 溃疡病有幽门螺杆菌感染，不治也没啥关系

 认知误区

溃疡病患者幽门螺杆菌感染率高达 60%~90%，过去不知道这个细菌，当然谈不上治疗，很多病人不也治好了？

胃镜报告单上有 Hp 一项，不少医生不查，照样开药方治疗胃病，看来幽门螺杆菌不治也没啥关系。

正解与忠告

溃疡病有幽门螺杆菌不根治，患者损失不小；不检查，不介绍，不治疗，医生有失职之嫌。

研究成果肯定，根治细菌，不但胃病症状能较快得到控制，其他好处也不少：

溃疡病复发是过去治疗中的"拦路虎"，患者苦恼，医生头疼。研究显示，根治细菌患者的复发率只有不根治者的 1/20！

4 位溃疡病人中就有 1 位可能发生的上消化道出血，成为溃疡病死亡的主要危险，出血对老年人威胁尤大，根治细菌可使出血发生率从 29%~40% 下降至接近 0！

根治细菌可使溃疡病发生梗阻、穿孔、癌变的机会明显减少！

放着世界级的成果不享受，任凭病变恶化，您说亏不亏？

误 58. 慢性胃炎查出幽门螺杆菌，治不治细菌一个样

 认知误区

慢性胃炎是有历史记录的"老牌病"，认识幽门螺杆菌也就是最近30多年的事，之前那么多胃炎患者不是都治疗好了吗？我看治不治细菌一个样。

正解与忠告

医学在发展进步，新成果不断出现。判断治疗的优劣，不同时期有不同标准，从病变质与量、患者主观与客观改善两方面来衡量，则是共同的依据。

临床方面：单纯根治细菌后，许多患者都异口同声反映症状明显减轻，他们并不知道是"杀细菌药物"，而认为吃了"最好的胃药"（患者原话），大大缩短了过去漫长的对症治疗时间。

病机制方面：幽门螺杆菌感染虽不是胃炎唯一的病因，却是最常见原因，还促使胃炎病变发展的重要原因。笔者曾经与病理医生合作，分组研究过不同程度浅表性胃炎—萎缩性胃炎各组中细菌感染率与炎症轻重直至出现萎缩的关系，发现随着细菌的增多，炎症也就相应地在加重。

大规模流行病调查提示，根治胃炎后，胃癌的发生率也随之下降。

不管从缓解近期症状，还是从控制病变远期发展看；不论从广大患者的主观反应，还是从客观指标看，胃炎患者根治与不根治细菌后果确实不一样！

59.幽门螺杆菌根治成功，胃炎不用再治疗

❓认知误区．

不少胃炎患者根治幽门螺杆菌成功后，症状明显好转甚至完全消失，认为这种治疗是"最好的胃药"，不用再做其他治疗了，甚至再度出现症状时，又拿上原来的"三联""四联"处方，自己买药吃。

正解与忠告．

不错，幽门螺杆菌感染是慢性胃炎最常见的原因，但远非唯一的原因，有时幽门螺杆菌感染还会与其他原因，如烟、酒、其他药物、饮食不当、体内其他疾病同时并存，根治了细菌，除去了一大祸害，但已有的其他损害，包括：溃疡、糜烂、出血、炎症、渗出……尤其是程度比较重的，还需要针对性加以治疗，如戒烟、酒，慎用药物，使用黏膜保护剂等，才能够促进病变修复。

因此，胃炎患者根治幽门螺杆菌成功后，即使症状改善，还要针对病因继续治疗，才能达到彻底治愈！至于没有幽门螺杆菌感染的胃炎患者，盲目乱用"三联""四联"，不但真是"瞎子点灯白费蜡"，更是有害无益了！

误 60.药物治不好胃炎

❓认知误区．

我被确诊为慢性胃炎，中西药物服过多种，治疗时间有过多年，

时好时坏，没有彻底治愈，所以我对药物治疗失去了信心，认为药物治不好慢性胃炎。

A⁺ 正解 与 忠告

朋友！您过于悲观，周围有不少和你一样的朋友，都有不错的疗效，您不妨多走访一些！

慢性胃炎的治疗要打"组合拳"，包括：去除病因个体化，生活调控长期化，药物治疗合理化，这三方面要同步进行，并且持之以恒。

要取得较好的疗效，应在医生指导下综合服用药物，现就治疗药物稍加介绍：

保护、营养胃黏膜的药不可少：这些药物可在胃黏膜表面形成保护膜，使之与有害物质隔离，或吸附有害物质，并能加速黏膜修复过程，临床应用甚广：各种胶体铋，氢氧化铝（及镁）凝胶，含锌制剂，瑞巴派特与生物制剂康复新等。

对症药物有助建立治疗信心：早饱腹胀，用胃肠道动力药（吗丁啉、西沙必利、莫沙必利等）；作酸、烧心可用 H-2 受体阻滞剂（雷尼替丁、法莫替丁等），质子泵抑制剂（奥美拉唑等）；颠茄、阿托品、654-2 等则用于止痛等。

治疗慢性胃病有四个"要不得"：一是服药多而杂"要不得"，这样用药不仅不良反应多，加重胃负担，甚至损伤胃黏膜；二是滥用抗生素"要不得"，不少抗生素不但损害胃黏膜，还可能造成菌群失调，以致出现更多症状；三是浅尝辄止"要不得"：一味要求快速有效，不能较长久坚持治疗，一个有病的胃，天天要"干活"，饿一餐都不行，在这种条件下还要接受治疗，真是"忍辱负重"！

给它充分的时间来完成治疗吧！四是要求绝对完美"要不得"：任何治疗都不可能达到 100% 完美，即便就是计算机画出来的圆，看来好像天衣无缝，实际并非毫无缺损，对于慢性胃病，能解决主要症状，尽可能修复病变控制恶化，就应该满意了。

(误) 61. 根治幽门螺杆菌"三联""四联"一个样

(?) 认知误区

根治幽门螺杆菌医生们不是"三联"，就是"四联"，看来看去，都是那几种药，差别不大，自己可以配方，省钱省事。

(A+) 正解与忠告

根治幽门螺杆菌是个大问题，不仅需要治疗的人不少，而且"三联""四联"中的学问不小。

"三联"或"四联"，是一种通俗的说法，指联用三或四种药物，其中至少应该包括 1~2 种抗生素，一种强力抑酸剂及一种黏膜保护剂，选择哪些药物加以组合，则是问题的关键，决定着疗效。

不同的抗生素对幽门螺杆菌的效力差别很大，随着细菌抗药性的多变，"三（四）联"的效力更是"此一时，彼一时"，加上每位患者过去使用抗生素的情况各不相同，在选择抗生素的种类上都是需要加以考虑的。抑酸剂与黏膜保护药的情况也是如此，更不用说剂量与疗程因素地影响了。可见都是"三（四）联"，具体的药物与疗程差别很大，真是"八仙过海，各显其能"！

有专家统计了世界文献中数百个"三（四）联"方案，成功率从30%~90%不等，说明了问题的复杂性。就像我们到餐馆去吃套餐，不同饭店的套餐组成不相同，就是同一家餐馆，昨天和今天的套餐也可能不一样啊！

一个比较好的根治方案，应该力求顾及高、低、中、短4个方面：即成功率高，药物副作用低，价格适中，疗程短。如何尽量照顾到这几个方面，那就要考验开处方医生的水平了：对"形势"了解得如何（包括对所用药物的了解）？对患者的病情和过去用药、治疗情况等的了解，患者应该主动告诉医生自己过去使用抗生素的情况，如果治疗过幽门螺杆菌，使用的是哪些药物与治疗了多久，对于医生选择方案有重要参考价值。

情况是如此复杂，自己配方买药，显然不可取，那就不用多说了。

误 62. 慢性胃炎治不好，治也白治

❓ 认知误区

中、西药吃遍了，治疗时间也不短，就是治不好，症状依旧，十分纠结，我看慢性胃炎治也治不好，治也白治。

A+ 正解 与 忠告

笔者首先劝有这种苦恼的朋友不必这么悲观！耐心听我说几句：

慢性胃炎不好治有它的原因，一是因为它的病因多，食物、药物、精神情绪、其他疾病、环境与生活习惯……无一不影响胃的功能；

骨折了，打上石膏制动，可以休息100d，可怜的胃，即便是有病在身，哪能歇一顿饭？得"带病上班"啊！碰上主人不重视，有苦也说不出！

"有矛就有盾"，世间事物的规律就是如此，笔者多年临床工作体会到慢性胃炎是可以治好的，但也得下点功夫：

首先要搞清楚每个人的情况，您胃炎的具体原因是什么？烟、酒、药物、情绪、幽门螺杆菌或其他疾病……哪一项或哪几项？不下决心和这些因素"拜拜"，后话谈也白谈！

其次，治疗开始得越早越好。冰冻三尺，非一日之寒，慢性胃炎有它的发展过程，大多数是从浅表性胃炎轻度——中度——重度发展到萎缩性胃炎轻、中、重度的，虽然有时一发现就是萎缩性胃炎中度，那说明病程已经有一定时间了，并不是突然发病的。临床经验证明，胃炎病变在浅表阶段，甚至萎缩性中度以前，经过合理的治疗，有可能停止发展，逐步好转，甚至恢复正常。但越到后来疗效就越不理想了。想要早发现问题，当然就要及早选择科学的诊断方法。

最后要奉告的是，要"耐得起寂寞"。笔者常对慢性胃炎患者常劝告说："请原谅，我这里没有'快速疗法'！怎能要求'病腿快跑'呢？需要的是坚持。"要求的标准不要过高，过高的要求往往难以达到，带来的结果是失望！只要病变不发展，主要症状得到控制就行了！

至于治疗，主要是医生的事，除了好好配合，请有经验的专科医生看，切莫上那些"吹得天响"的神医和"祖传秘方""偏方"的当！

慢性胃炎能治好，治疗不白治！

误 63. 胃病出血要禁食或少量多餐

认知误区

正在出血的胃，如果正常吃饭，会加重出血，使治疗变得更困难，至少也要少量多餐才好。

正解与忠告

这是一个比较陈旧的观点。

现在认为，食物，只要不是刺激性、过于粗糙坚硬、含大量纤维素的，不会加重出血或病情。因为进食，不但可以直接中和相当一部分胃酸，酸度减少（pH 值上升）可以减轻胃酸对出血病灶的刺激；食物还可以作为一种隔离剂，阻止胃酸直接损害病灶；而进食提供的能量，对于出血患者来说，也是十分重要的。

目前多数专家认为，正在大量呕血时不要进食，因为勉强进食，可能造成窒息。只要不是这种情况，可以正常进食，进一些冷饮食，如凉、冰稀饭或牛奶，可促进血管收缩，有助止血。

出血患者吃的食物要柔软、易消化，不要进过量甜食，免得在胃内生成过多的酸，鸡汤、肉汤之类促进胃酸分泌，也不相宜。

虽然看起来是些细节，却是十分重要的！

64. 溃疡病穿孔，非立即手术不可

认知误区

穿孔是溃疡病，尤其是十二指肠溃疡的严重并发症，一旦发生了，没有其他选项，只有马上手术治疗，才能解决问题。

正解与忠告

溃疡病穿孔的确是一种严重情况，将近 5%~15% 的患者可能出现穿孔，虽然近年来由于有效药物的使用，穿孔发生率有逐渐下降趋势，但其危险性依然存在。

溃疡病穿孔有急性、亚急性、慢性 3 种类型，都是溃疡穿透了整个胃壁达到腹腔，一旦穿孔，最常见的并发症是腹膜炎。

溃疡穿孔并非都要立即手术，应根据不同情况来决定治疗方法：

首先要重视全身情况，采取措施使之稳定：严格观察体温、脉搏与呼吸，检测血常规、电解质及肝肾功能，镇痛、吸氧、补液、胃肠道减压等，都不可忽视！也就是说，全身情况、生命体征是考虑手术与否的第一条件。

其次，要考虑穿孔到就诊的时间，这个时间段越长，不但发生腹膜炎的机会大，腹膜炎的病情也会越重，增加了手术难度，术后并发症也多。

第三，是否经过有效的内科治疗，包括使用抗生素的具体情况。

临床上大都根据这几方面的条件综合考虑来选择治疗方案：采用手术治疗还是非手术治疗。

手术方式包括：单纯缝合、迷走神经（或其分支）切断术、胃部分切除术等。目前透过腹腔镜进行的微创手术，已经被广泛采用，具有安全、创伤小、恢复快等优点。

30%~60% 的穿孔患者，可采用非手术治疗，而且治疗效果不错。

作为患者及亲属应该力争及早诊断！至于采用何种治疗方法，应多听医生的建议为好。

(误) 65.既然萎缩性胃炎会癌变，切除不就一了百了

(?) 认知误区

医生都说萎缩性胃炎可癌变，更有人称之为"死缓"，既然如此我以为"连根拔"最彻底，不是有人切除乳腺防乳腺癌吗？长痛不如短痛，比修修补补、拖拖拉拉好。

正解 与 忠告

切除病胃不能预防胃癌，而且会带来更多新问题。

首先，萎缩性病变在体内并非局限性分布，而是呈斑片状、散在分布的，不可能用手术彻底切除干净；胃切除手术后因为解剖结构被破坏，近期几乎不可避免地发生胆汁反流、吻合口炎症、吻合口溃疡等；远期可出现贫血、骨质疏松、营养不良等并发症，严重影响患者生活质量。

原本不是想通过切除萎缩性胃炎的病灶防癌变吗？没料到吧？事情往往相反，手术后的胃（残胃），发生胃癌的几率比不手术单

服药治疗的胃病患者高 2~4 倍，比健康人高 3 倍以上！因为手术后的残胃整天浸泡在碱性肠液与毒素里，加上手术的刺激，会出现新的浅表性炎症——萎缩性胃炎——不典型增生——癌，这种胃癌称为残胃癌，一般人不熟悉，因而更具危险性！

切胃不是割韭菜，要冷静衡量利弊，这样的"大动干戈"值得吗？何况萎缩性胃炎的癌变率并非 100%，只略高于一般人。

预防癌变有效的做法是"两手抓"：一手抓彻底根治幽门螺杆菌和致胃炎的因素，一手抓定期复查胃镜。中度萎缩性胃炎患者1~3 年内做胃镜复查 1 次，重度患者半年 1 次，每次必须送足够数量的病理标本检查，着重注意不典型增生的发展情况。如有食欲下降、体重减轻、腹痛不能缓解以及黑便等症状，应随时检查。

(误) 66. 溃疡病有幽门螺杆菌，不管也没啥

(认)(知)(误)(区)

溃疡病有幽门螺杆菌（阳性），治疗起来挺麻烦，又要多花钱，医生强调要根治。30 多年前还没发现幽门螺杆菌，许多溃疡病人不也治好了吗？现在治疗了，又能好多少？

正解 (与) 忠告

科学在发展，人类的认识也随之进步，生活质量也跟着提高。

溃疡病患者不处理幽门螺杆菌，损失不小：

容易发生大出血： 1/4~1/3 的患者，难过"出血关"，根治了细菌，

可以顺利"通关"。

容易复发：不处理细菌，1 年内 40%、3 年内 70% 溃疡会复发，根治了细菌，复发率降低到 1/16。

癌变危险：已经确认幽门螺杆菌是胃癌的头号致癌因素。

某些症状顽固：尤其是腹胀、嗳气、腹痛难以控制，根治了细菌，疗效显著。

白白丢掉这么多的好处，有啥还是没啥？

（误）67. 胃病手术后不必治疗幽门螺杆菌

（认知误区）

把胃都切了，幽门螺杆菌哪有地方安身？何必花那么大功夫去根治细菌！

（正解与忠告）

如果手术前经过检查，确定没有幽门螺杆菌感染，当然没必要去根治细菌。

如果手术前经检查确认有幽门螺杆菌，没有经过根治，不论是溃疡、胃炎还是胃癌做了手术，术后仍然需要补上这一课——根治细菌。因为不管采用哪种手术方式切胃，都不可能将细菌清除得干干净净，即便留下少数细菌，它还可以繁殖。

留有细菌，会给溃疡复发、新的胃炎甚至胃癌出现，埋下定时炸弹。

不论胃手术的病因和手术方式是什么，只要有幽门螺杆菌就必须根治，这就是结论！

（误）68.胃病出血不能做胃镜检查

（？）认知误区。

胃病患者近期呕血或便血是一种危险情况，变幻莫测，动都不能动，哪能查胃镜？胃镜检查会加重出血，使病情恶化。

正解与忠告。

讲一个小故事：

翻开 61 年前那本发了黄的临床内科讲义，上面明明记着：消化道出血的患者，尽量不要挪动，保持安静，立即输液或输血，同时使用止血药物，肌肉注射或静脉点滴，并严密观察患者血压、脉搏和出血量……从医以来，我从不敢越线一步。

直到 1974 年，国内外介绍出血时尽早做胃镜检查（称为"急诊胃镜"），我疑虑重重，能行吗？出了事怎么办？心里十分胆怯，专门去北京协和医院向陈敏章教授（后来的卫生部部长）请教，他是国内外都公认的消化病专家,在他的指教和鼓励下,我才敢"下手"。40 多年过去了，今天的同行与读者听起这段往事一定会觉得好笑，而当时我第一次"下手"时，手还有点哆嗦！

上消化道出血的首要原因是溃疡病，其次是肝硬化，还有胃癌、胃炎等。如何紧急处理，"老皇历"已经念过了，"新日历""反其道而行之"，讲的是"急诊胃镜"。

急诊胃镜是指末次出血 24 小时之内的胃镜检查，而且离出血时间越近越好，其核心是一个"急"字。

因为"急"，才能看得见出血的"实时"情况：什么地方出血？什么病变出血？是喷血还是渗血、流血？一目了然，因为胃的修复能力特强，如果不"抢时间"，稍纵即逝，这些情况就看不到了。

因为"急"，可以在检查的同时进行胃镜下的治疗，无须再次下胃镜，治疗包括高频、射频、激光、注射等，即便需要外科手术，马上就可确定，不会延误治疗时机。

因为"急"，患者或家属可以立刻得知详情，无须提心吊胆等待……

在美国、日本、德国，已经有急诊胃镜小组，由内镜、外科医生组成，24 小时值班不间断，称它为"胃镜—110"！。

"胃镜—110"当然也有前提，包括患者配合、医院技术、经验与设备方面的条件，才能收到预期的效果。

误 69. 饮食调理，"拿下"溃疡病

？ 认 知 误 区

坊间常说胃病"七分靠养"，老外也有"牛奶治疗溃疡病"的方案，看来单单饮食调理，也能"拿下"溃疡病，何必花那么大力气去吃药！

正解与忠告

饮食调理确实是治疗溃疡病的重要方面，说单靠它就可"拿下"溃疡病，却是夸大其词！因为到今天为止，即便是治疗溃疡病的新药，也还没改变溃疡病的自然病程，何况饮食本身呢！

然而治疗溃疡病就像演好一台戏，主角固然重要，配角也不能少，说饮食调理是不可或缺的"配角"，倒是实至名归！

"配角"该唱个什么调呢？根据临床营养学的观点，请听顺口溜：

细嚼慢咽很重要，减轻负担第一招；

唾液护胃效果好，急食匆匆打白漂；

三餐定时莫耽误，时钟[1]运行勿打搅；

进食最宜七分饱，胃窦"撑大"酸酶高[2]；

餐间零食和夜宵，扰乱节律好处少；

饮食营养要讲究，特殊食谱没必要；

牛奶虽然营养高，过量饮用并不好[3]；

烟酒浓茶与咖啡，肉汤辛辣促酸高；

急性病情可多餐，一日进食四五次；

病情转稳复常态，贵在坚持健康保。

〔1〕指体内生物钟。

〔2〕指会使胃酸与胃蛋白酶分泌增加，二者对溃疡愈合均不利。

〔3〕牛奶的高钙与蛋白质有刺激胃酸分泌的作用。

70. 自控疗法：有症状就吃药

认知误区

胃病有症状就吃药，没症状就不吃，不用去看医生，这就是自控疗法吧？

正解与忠告

这是对自控疗法的误解！

自控疗法是经过论证、大规模对比后的一种治疗溃疡病的科学用药方法，为国内外所公认，其中心是调动患者的积极性，既能减少不必要的诊疗，又保证了治疗的效果。因此，它是有前提、有条件、有禁忌的。

条件： 溃疡病完成正规治疗，胃溃疡不少于6~8周，十二指肠溃疡4~6周，而且经胃镜（或钡餐透视）证明溃疡已经愈合。

有幽门螺杆菌的，已经彻底根治成功。

能保证生活规律，不过度劳累、紧张，戒烟酒，不乱吃药物，特别是消炎止痛类药物和激素。

方法： 有自觉症状出现时，或预知某些情况下会出现症状时，立即服药1次，下一次移至每天晚上睡觉前。必要时白天可增加1次。至症状消失后可自行停药。

药物选择： 溃疡病是吃什么主要药物治好的，仍旧服用同一种药，但剂量减至治疗时剂量的1/2，例如奥美拉唑40mg/d，雷尼替丁150mg/d，法莫替丁20mg/d等。

禁忌： 60 岁以上患者。

有肝肾、心肺功能不全或其他严重疾患者。

有出血、穿孔史者。

一年内复发过 2 次以上，或用过本法无效者。

(误) 71. 维持治疗没有必要

? (认)(知)(误)(区)

溃疡病经过正规治疗，症状也消失了，一般情况很好，还要吃药，多花钱又费时间，没有必要维持治疗吧？

A+ 正解 与 忠告

不是没必要，而是很必要！

溃疡病最伤脑筋的事就是旧病复发，资料显示：完全停药一个月后，有 30% 患者可复发，一年后高达 70%，有幽门螺杆菌者，彻底根治后，情况有好转，但也不保险，如何防止复发，仍旧是个大问题。

全球经验提示，维持治疗是减少复发行之有效的方法之一。

维持治疗就是在溃疡病完成决定性治疗后，即一般胃溃疡为 6~8 周，十二指肠溃疡 4~6 周，经过复查，病变已经完全愈合后，不要立刻停药，继续治疗。

药物： 原来的溃疡病吃什么主要药物好的，仍旧服用同一种药，但剂量减至治疗时的 1/2，例如奥美拉唑 40mg/d，雷尼替丁 150mg/d，法莫替丁 20mg/d 等。

维持时间：数周，没有严格限制。

注意事项：因为服药时间比较长，故应注意药物的副作用，可向专科医生咨询了解。并定期主动检查肝肾功、血尿常规。

维持治疗与自控疗法不是一回事，要求不同，方法不同，读者仔细对比不难明白其差异。

㊙ 72. 中医中药治不了溃疡病

❓ 认知误区

我想用中医中药治疗溃疡病，但又听说，中医中药治不了溃疡病，只能缓解症状，必须要用西药，我该怎么办呢？

🅰 正解与忠告

中医中药不但能缓解溃疡病的症状，也能使病变愈合，已被许多实验研究和大量临床病例证实，不容置疑。

权威中医专家根据辨证将溃疡病分为 4 型，根据分型建议采用如下标准治疗方案：

脾胃虚寒型：黄芪建中汤加减。

肝胃不和型：柴胡疏肝散加减。

瘀血阻络型：泻心汤加减。

脾胃阴虚型：益胃煎加减。

中医中药治疗溃疡病的效果，经过现代医学研究方法得到证实，即采用随机分组、设立可比的对照组以及确定同样的治愈标准，如都经过胃镜复查等，最终进行统计学分析、处理得出结论，因而是比较可靠的。

中医中药治疗有它的优点，能对全身状况进行调理是其强项，而服药时间较长，配制方法较繁琐是其不足处。

与用西药治疗时同样至关重要的是处方医生的诊断、治疗水平，患者的合作程度。

(误) 73. 胃病出血，只有外科手术一条路可走了

? 认知误区.

胃病引起的上消化道出血很危险，听说是溃疡病的"双第一"，"第一合并症"与"第一死因"，出血常常来势汹汹，尤其是对老年人威胁更大，难以估计后果，吃药、打吊针不容易控制住出血，只有立刻手术才行!

A+ 正解与忠告.

您对消化道出血危险性的估计不错，符合事实，而在治疗方法方面，大可做一些"与时俱进"的补充!

20世纪中叶前，外科手术的确挽救了不少胃病大出血患者的生命，功不可没! 随着科学技术的发展，使得消化道出血诊断与治疗领域有许多突破，现在已不是"自古一条路"的状况了。

许多有效抑酸药物的开发和应用（可静脉给药），如 H-2 受体阻滞剂（雷尼替丁、法莫替丁等）、质子泵抑制剂（奥美拉唑等），它们的强力抑酸作用，大大减少了出血的危险。

内镜治疗的开展，不但可直接、实时观察出血情况，与诊断同步就可进行治疗，采用激光、高频电、氩气刀、射频等物理方法，注射药物等化学方法，喷洒黏合剂生物学方法，甚至可以放置金属止血钳止血，都可以立即判断止血效果。

抢救休克措施的发展，ICU病房的密切监视，都是必要的条件，不至于耽误手术治疗时机，也不至于贸然行事。

但少数经过上述治疗无效的患者，仍然需要外科手术治疗，所以消化道出血的患者，有外科医生作"坚强后盾"，还是十分必要的。

误 74. 治疗慢性胃炎一定要用消炎药

❓ 认知误区

医学知识普及了，都知道发炎一定要用消炎药，就如气管炎、阑尾炎、盆腔炎……起码是口服，有时还必须静脉输液（打吊针）。慢性胃炎也是一种炎症，用消炎药应该是天经地义的。

A+ 正解与忠告

炎症是机体对病理因素的一种反应，多由各种炎细胞在病变部位聚集。炎症可以分为两大类：一类是由细菌、病毒等引起的，上面所列举的那些，人们平日所谓的发炎，多属此类；另一类因素更广泛，如外伤早期，冷热过度，药物或烟酒，甚至其他疾病或老年性退化……都可以引起炎症，这一类称为无菌性炎症。

除了极少数外，引起慢性胃炎的原因，多属于第二类。

第一类炎症用消炎药是必须的，而第二类，用消炎药不但无益，反而有害。

再说消炎药，还要细分抗细菌、抗病毒等等，平日所谓的消炎药多指抗细菌的抗生素类，如阿莫西林、氧氟沙星、克拉霉素等。用这些抗生素来治疗慢性胃炎是不合适的，原因是：

第一无效且浪费资源，已如前述；第二伤胃，不少抗生素明显损伤胃黏膜，或有明显胃肠道反应，如红霉素系列、沙星类等；第三添麻烦，可能造成原本没有的肠道菌群失调，细菌抗药性，过敏反应，其中严重的甚至有生命危险。

有两种情况必须使用抗生素进行治疗：一是大家已经熟悉的幽门螺杆菌感染；二是某些明确的胃肠道细菌感染，如沙门菌感染、脓毒血症时的化脓性胃炎等，这些急性感染使用抗生素，也当精心选择，注意防止其不良反应。

误 75.中医中药也治不好慢性胃炎

❓ 认知误区

慢性胃炎迁延日久，症状缠绵，虽然中医中药治疗时间不短，也觉得效果不好。

A+ 正解与忠告

任何疾病的治疗，不论是采用西医西药，还是中医中药，药物要起作用都必须经过一段时间，不可能"一蹴而就"，慢性胃炎更是如此。

笔者使用中医中药的知识与经验有限，但也体会到其治疗慢性胃炎确有独特优势，并不亚于日常用的西药，不但患者有亲身感受，同时已被不少科学研究（见本书"中医中药不能治疗溃疡病"一节）的结果所证实。

中医权威专家推荐慢性胃炎分为4型，可作为诊治参考：

肝胃不和型：发病与情绪关系密切，胃痛窜至两胁，嗳气，苔白薄，脉弦。用柴胡疏肝散加减。

脾胃虚寒型：胃隐痛，食后闷胀，喜暖喜按，足冷，脉虚。用黄芪建中汤加减。

胃阴不足型：则表现为胃灼热，口干舌燥，大便干结，舌红与裂纹，脉细，用一贯煎加减。

胃络瘀血型：胃刺痛，拒按，胃出血，舌质紫红，用失笑散加减白及、三七等。

误 76. 溃疡病复发，只能手术治疗

? 认知误区

治疗好了，而且经过胃镜复查也愈合了，现在又复发，我对药物治疗失去了信心，好心朋友也建议，手术切除算了！

正解与忠告

不要急于手术，不妨听我说说道理！

溃疡病的一大特点就是复发，不论采用什么药物，也不论是中药还是西药，只要一停药，不少人或早或晚都会复发。究其原因，一是溃疡病发病根本原因还未完全明确，其次造成复发的原因很多，且因人而异，有时也难以确定和避免。

一旦出现与过去患溃疡病时一样的症状，不要马上就定为复发，因为有一种情况的症状与溃疡病非常相似，胃镜检查却没有溃疡，称为非溃疡性消化不良（功能性消化不良），内科治疗就可以解决问题，根本不需要手术。

如果胃镜证实的确又产生了溃疡，完全可以再次用药物治疗获得痊愈，其治疗要点是：

按溃疡病首次治疗进行，疗程不能少于8周；用以前治疗成功的药物进行治疗，或者改用质子泵制剂（奥美拉唑类）；复查幽门螺杆菌，阳性的重新根治；避免各种复发的诱因（可参考本书有关章节）；加用黏膜保护剂。

临床经验证明：内科治疗完全可以解决复发问题。采取手术解决复发得不偿失！因为手术后近期内难以避免多种并发症，远期并发症治疗更加麻烦！

（误）77.慢性胃病光靠"养"就行，不用"治"

（？）认知误区

慢性胃病只用注意饮食、生活方式，加上一些保健养生措施就能治愈，不用药物治疗。

正解与忠告

"养"在胃病治疗中确实十分重要，但光"养"不"治"，就有些片面了！

简单地说，正常情况下，人体是不会生病的，即便有些外部或内在的"捣乱者"入侵，身体的保卫系统立刻就会启动对抗，保卫系统胜利了，疾病就会痊愈，保卫系统吃了败仗，病变就会继续发展，或者战况进入相持阶段。不论从西医角度还是从中医理论，对疾病的发生，都是这样认识的。

客观检查发现了慢性胃病，即便是静止期，更遑论活动期，说明保卫系统已经有些势单力薄、无法克敌了，这时必须依靠"外援"来协同作战，合适的药物就是"外援"之一。"外援"可能会直接参与作战，也可能给保卫系统"加力"，或者两者兼而有之，相比之下，单纯的"养"虽然可能发挥一定"加力"效果，却少有直接"参战"之功了！

这样看可能比较全面："养"在胃病治疗中虽然不可或缺，但药物治疗是这台戏的主角则毫无疑问！这里的药物是广义的，包括各种自然疗法、物理、生物疗法，以及外科手术等。

只讲"养"，不讲"治"，或者相反，都不利于慢性胃病的康复！

(误) 78. 慢性胃炎根治幽门螺杆菌成功就可高枕无忧了

认知误区

费了很大力气完成了正规"三（四）联"治疗，经过复查，根治成功，症状也没有了。我很满意，多年的缠累得以解脱，今后当可高枕无忧了。

正解与忠告·

首先要祝贺您的治疗成功！但同时却要提醒您，不能高枕无忧！

道理之一：幽门螺杆菌感染是导致慢性胃炎重要原因之一，但不是唯一的原因，国人慢性胃炎的细菌感染率是50%~60%，并不是100%，说明慢性胃炎是一种多因性疾病，除细菌外还与生活习惯和环境关系密切：包括饮食不洁，狼吞虎咽，饥、饱无定时，饮食过冷过热过粗过糙或过咸，嗜烟酒，疾病缠身经常服药，如抗生素、解热镇痛药等，这些都是慢性胃炎常见的原因。

内忧也不少，慢性口腔、咽部疾病，慢性鼻窦炎、扁桃体炎的细菌和毒素，都可下咽到胃；年龄老化的退行性变化，身体其他疾病，如甲状腺机能亢进或低下、肝炎、某些免疫性疾病等，也是导致慢性胃炎的重要原因。

近来还注意到，幽门螺杆菌根治后，经过一段时间可以重新感染或复发（或与周围关系密切的人有关）。长期负面精神、情绪因素，通过对免疫机制的影响，也被证明与慢性胃炎发生有关。

"内忧外患"如此之多，自然不能高枕无忧！

小心谨慎莫大意，定期复查莫忘记，好在幽门螺杆菌检测很方便，不要"前门赶跑了虎，后门又进来了狼"！

79. 溃疡病彻底治好了，应该一劳永逸了

认知误区

这次花了大力气，按医生要求，正规治疗了 8 周，不但症状完全没有了，胃镜复查病变也完全修复了，此后应该一劳永逸，无须任何治疗了！

正解与忠告

您可能不太知道，溃疡病的特点就是：容易复发！复发被称为溃疡病治疗的"拦路虎"，并不过分！

30 多年前，不论用什么药物治疗好的溃疡病，只要一停药，3 个月内 30%、1 年内 70% 难逃复发之灾！不但以前的症状又出现，溃疡病变又现身胃镜下，近年来，复发问题虽然有所好转，但是没有根本解决。

复发诱因多种多样，因人而异，有人是"单因"，有人则是"复合因"：

幽门螺杆菌没铲除；病变愈合质量差；因各种原因，如放支架、搭桥等，长期服用阿司匹林类消炎止痛药及其他药物；吸烟；长期精神紧张、不良刺激、过度疲劳；首次治疗不规范、不彻底等等。读者不难发现，这些诱因几乎牵涉到日常生活的方方面面！

新的研究成果提出了一些有效的预防措施，您不妨和上面提到的诱因对照看：

根治幽门螺杆菌务求彻底；治疗并用黏膜保护剂能提高溃疡愈

合质量；慎用消炎止痛药，必要时调换品种；戒烟；工作生活劳逸结合，尽量避免精神刺激，首次治疗一定要规范、彻底。

首次治疗成功后，不要立即停药，继续采用一段时间的维持治疗，已经被证实是减少复发的有效措施。

问题和对策都已"亮相"，就看您能否下决心付诸行动了！

(误) 80. 并用黏膜保护剂抑酸剂，没有什么要讲究的

？(认)(知)(误)(区)．

氢氧化铝（镁）等凝胶类是常用的黏膜保护剂，效果好，能提高溃疡愈合质量。合用质子泵类或 H-2 受体阻滞剂治疗溃疡病应该是最合适的了。

A+ 正解(与)忠告．

常用的黏膜保护剂有氢氧化铝（镁）凝胶类、硫糖铝、蒙脱石散、各种铋剂等，它们的共同特点是有良好的吸附作用，不但能粘附在黏膜表面，尤其是病变部位，但同时也能吸附进入胃内的各种成分，包括药物。

黏膜保护剂并用质子泵或 H-2 受体阻滞剂类，确实是治疗慢性胃病的一个好方案，但关键要讲究服用次序与时间。

服用质子泵类或 H-2 受体阻滞剂至少应在服用黏膜保护剂之前 1 小时，这样可避免被保护剂吸附，不至于影响其疗效。

虽属细节，却是要事！

(误) 81. 胃蛋白酶合剂＋抑酸剂

 认知误区

雷尼替丁、奥美拉唑、泮托拉唑等抑酸剂是治疗胃炎、溃疡病的基本药物，但是不能帮助消化，加上胃酶合剂就可互相补充了！

正解与忠告

胃蛋白酶合剂必须在酸性条件下发挥作用，所以合剂中含有稀盐酸。

顾名思义，抑酸剂是一类强抑酸药物，抑制了胃酸，显然不利于胃蛋白酶发挥消化作用。如果有条件，改用龙胆酊代替胃蛋白酶合剂可能合适些。

(误) 82. 多种胃药一齐上，多种疗效同时显

认知误区

常说"柴多火焰高"，痉挛、疼痛厉害，就阿托品、654-2、颠茄片、普鲁本辛一起上，打针的打针，口服的口服。希望尽快解决问题。

正解与忠告

其实非也！

这些药物属于同类，同类药物并用，疗效并不一定加倍，反而

加重此类药物共同的不良反应，如口干、脸红、心跳加快、排尿困难、重度肠胀气、肠麻痹，甚至诱发青光眼和中毒；这些药物的应用还可能掩盖穿孔的症状，害处不少。

掌握适应证，不要重复用药，这是治疗的基本原则！

误 83. 质子泵抑制剂、H-2 受体阻滞剂能加快治疗速度

？ 认知误区。

为了加快治疗溃疡病或消化道出血,用质子泵抑制剂(奥美拉唑、泮托拉唑等)、H-2 受体阻滞剂（雷尼替丁、法莫替丁等），能提高疗效。

A+ 正解 与 忠告。

这两种都是治疗溃疡病、消化道出血、反流性食管炎等的好药，如果把治疗这些病的关键——高胃酸比作收拾一棵树，奥美拉唑等从根上抑制胃酸的产生，起效快，持续时间长，程度彻底；雷尼替丁等的作用强度、持续时间长、彻底程度要弱些,用小刀来收拾大树，当然不如用大锯来得痛快！

一辆奔驰轿车，需要"烧油"同时又"烧气"吗？

有一种例外：如果医生判断用奥美拉唑治疗后，仍然存在夜间酸反流，可以适当配合应用。

误 84. 同时用多种助消化药，更能加强消化作用

？ 认 知 误 区

　　消化不良是慢性胃病常见症状之一，同时服用几种助消化药（西药有多酶片、胃酶合剂、胰酶等，中成药有保和丸、山楂丸等），可能会加强治疗消化不良的疗效。

正解 与 忠告

　　几种同类药并用，不一定就能增强疗效。

　　就西药而言，胰酶在中性或弱碱性环境中活性最强，故不宜与酸性药物同服，若与等量碱性药物同服，可增强疗效。胃酶合剂中的稀盐酸是其起作用必不可少的成分，却为胰酶所不容的，并用结果，两败俱伤，都失去了最好的作用条件。

　　复合性消化酶——康彼身，内容为来自植物与动物消化酶类。多酶片主要成分为胃蛋白酶、胰酶、淀粉酶等。达吉也是一种复合性消化酶，均适宜单独服用。

误 85. 铋剂 + 抑酸药好上加好

？ 认 知 误 区

　　铋剂治疗效果不错，加上另一种不错的胃药——质子泵抑制剂（奥美拉唑等）或 H-2 受体阻滞剂（法莫替丁等），一定好上加好。

正解 与 忠告

每一种药物都有它最好的作用环境，特别是酸碱度。常用的铋剂有果胶铋、枸橼酸铋、次碳酸铋等，它们因为能与胃肠道黏膜病变部位的蛋白质结合成保护膜，因而起到保护作用，这种结合要求在酸性环境下进行，奥美拉唑、法莫替丁类药物抑制胃酸分泌，降低胃内酸度（pH 值升高），所以不利于铋剂发挥其最佳治疗作用。

有一种例外情况，根治幽门螺杆菌时两者常并用，那是因为降低胃内酸度能显著提高抗生素的疗效。

误 86.同时服用数种类黏膜保护剂，能增强疗效

认知误区

为了加强黏膜保护作用，并用数种黏膜保护剂，如氢氧化铝(镁)、硫糖铝、铋剂、思密达、含锌制剂与某些复合的黏膜保护剂，如胃舒平、胃友等，能够加强治疗效果。

正解 与 忠告

这些黏膜保护剂作用虽有强弱之分，但属于同类，同时并用显然是重复用药，况且每种药物发挥作用的最佳条件不同，还是不这样用为好。

87. 用消炎止痛类药治疗胃痛

认知误区

消炎止痛药止痛范围广泛，效果不错，可供挑选的种类多，还不要处方，既然是止痛药，当然也可用于治疗各种"胃痛"。

正解与忠告

阿司匹林、消炎痛、布洛芬等，临床医生常简称为 NSAID，确实可治疗多种疼痛，而且效果不错，但是唯独不能用于治疗胃痛，因为胃痛机制多与乙酰胆碱分泌异常、胃肠道运动与黏膜损伤等有关，和关节炎、肌肉痛、头疼的机制完全不同。更有甚者，NSAID 类药物都不同程度抑制胃黏膜的前列腺素合成，前列腺素调节胃黏膜血液流量，保证供氧充分，促进黏液生成……这些作用构成了对胃黏膜的保护作用，前列腺素正是这些保护作用的"主要推手"，伤害了"主角"，保护作用的戏就唱不好了！

缺了前列腺素的保护作用，即便 NSAID 类药物剂量很小，服用时间不长，原来正常的黏膜就可发生炎症、糜烂、溃疡、出血，或使已有的病变恶化，如溃疡病穿孔！

可见用消炎止痛药物不但止不了胃痛，反而很容易引起新胃病（NSAID 胃病），或使原来的老胃病加重，不可不加小心！